Stefanie Schmölcke

Leben mit Asthma

Stefanie Schmölcke

Leben mit Asthma

ratiopharm
Gute Preise. Gute Besserung.

schlütersche

Bibliografische Information der Deutschen Bibliothek
Die Deutsche Bibliothek verzeichnet diese Publikation in der Deutschen Nationalbibliografie; detaillierte bibliografische Daten sind im Internet über http://dnb.de abrufbar

ISBN 3-89993-502-0

Anschrift des Autorin:
Stefanie Schmölcke
Schleusenweg 11
60528 Frankfurt am Main

Die im Folgenden verwendeten Personen- und Berufsbezeichnungen stehen immer gleichwertig für beide Geschlechter, auch wenn sie nur in einer Form benannt sind. Bei den Praxisfällen handelt es sich um authentische Beispiele; die Initialen der Patienten wurden dabei zufällig ausgelost.

Gestaltung	Schlütersche GmbH & Co. KG, Verlag und Druckerei
Satz:	PER Medien + Marketing GmbH, Braunschweig
Druck u. Bindung:	Druckhaus »Thomas Müntzer« GmbH, Bad Langensalza

Inhalt

7 Vorwort
9 Einführung
10 1 Anatomie
16 2 Herz und Blutdruck
18 3 Rote Blutkörperchen
20 4 Atemtrakt und Atmung
22 5 Asthma bronchiale
28 6 Diagnose
32 7 Lungenvolumen
35 8 Therapie des Asthma bronchiale
39 9 Medikamente in der Therapie des Asthma bronchiale
55 10 Weitere Möglichkeiten der Asthmatherapie
59 11 Krankengymnastik und Atemtherapie
62 12 Lebensstil und Lebensqualität
65 13 Partnerschaft
67 14 Studium und Freizeit
69 15 Ausblick in die Psychologie
71 16 Therapiemöglichkeiten der Psychologie
74 17 Tipps für den Alltag
79 18 Notfall
82 19 Persönliches Resümme – Asthma na und?
86 20 Glossar
90 21 Nützliche Adressen für Betroffene
92 22 Literatur
93 23 Register

Danksagung

FÜR ILSE UND MICHAEL

Ein großes Dankeschön an meine Mutter, die ihr Leben viele lange Jahre nach der Betreuung ihres Kindes ausgerichtet hat und nie müde wurde, sich immer wieder über neue Therapien zu informieren.

Danke auch an Michael, der sich binnen eines Jahres das gesamte Wissen über Asthma angeeignet und sich vom Saulus zum Paulus gewandelt hat.

Vorwort

Asthma bronchiale hat sich im Laufe der letzten Jahrzehnte zu einer der häufigsten chronischen Erkrankungen bei erwachsenen Menschen entwickelt. In einer Studie wurde 1926 eine Asthmahäufigkeit von 0,05 % ermittelt. Zur Zeit sind rund 5 % der Erwachsenen und 10 % der Kinder an Asthma erkrankt.

Vergleichbare Studien aus anderen Ländern bestätigen eine ähnliche Entwicklung, wobei in Australien die höchsten Erkrankungsraten ermittelt wurden. Bei Kindern konnte dort eine Asthmahäufigkeit von 14 % ermittelt werden. Nach Studien der Weltgesundheitsorganisation sind derzeit weltweit 200 Millionen Menschen an Asthma bronchiale erkrankt. Statistisch sind dabei Kinder doppelt so häufig im Vergleich zu Erwachsenen erkrankt und Männer doppelt so oft wie Frauen betroffen.

Wie lässt sich der erschreckende Anstieg von Asthmapatienten in den westlichen Industrieländern erklären?

Ein Grund ist sicher die pharmazeutische Entwicklung, so dass Patienten, die vor wenigen Jahrzehnten nicht hätten überleben können, inzwischen gut therapiert werden. Der französische Schriftsteller Marcel Proust, der Ende des 18. Jahrhunderts lebte, litt unter Asthma bronchiale und musste zur Linderung seiner Beschwerden pro Tag bis zu 20 Tassen Kaffee trinken. Diese Idee hat ihm sicherlich einige Jahre seines Lebens geschenkt, da das im Kaffee enthaltenen Koffein nahezu struktur- und wirkungsgleich ist mit dem heute in der Medizin erfolgreich eingesetzten Theophyllin. Allerdings litt Marcel Proust sehr unter den Nebenwirkungen dieses immensen Kaffeekonsums. Letztlich verstarb Proust 1922 an den Folgen seines Asthmas.

Weitere Aspekte, die offenbar das Auftreten von Asthma bronchiale begünstigen, sind beispielsweise das Leben in der Stadt mit erhöhter Luftschadstoffbelastung, wie Ozon oder Autoabgasen.

Trotz der hohen Erkrankungsrate liegt – dank der Pharmaindustrie – die Sterblichkeit bei an Asthma bronchiale erkrankten Patienten heute bei unter einem Prozent.

Das Ziel dieses Buches ist es, die Erkrankung »Asthma bronchiale« betroffenen Patienten näher zu bringen. Genauer gesagt, ist es mir wichtig, dass Ihnen Ihre Erkrankung verständlicher wird und dadurch möglicherweise auch etwas von ihrem Schrecken verliert. Im normalen Praxisalltag ist es dem behandelnden Arzt oft nicht möglich, sich eingehend mit dem Patienten zu befassen, auch wenn es grade bei einer chronischen Erkrankung, die vielfach mit Angstgefühlen verbunden ist, besonders nötig wäre.

Während meiner Literaturrecherche fiel mir auf, dass es ein unendlich großes Angebot an Fachbüchern und Kinderbüchern zum Thema Asthma bronchiale gibt. Wer allerdings nach Literatur für Erwachsene sucht, findet kaum einen Titel. Ich denke, nur weil man ein gewisses Alter erreicht hat, bedeutet es nicht, dass man mit einer plötzlich auftretenden Erkrankung souverän umgehen kann, geschweige denn in der Lage ist, sich viele Phänomene, die mit Asthma einhergehen, schlüssig zu erklären. Aus diesem Grund ist dieses Buch erwachsenen Asthmatikern gewidmet, die nie ausreichend Hintergrundinformation erhalten haben, oder die erst seit kurzem an Asthma bronchiale leiden.

Außer der Tatsache, dass sich dieses Buch vor allem mit Asthma bronchiale beschäftigt, habe ich versucht, Brücken zu anderen Disziplinen zu schlagen. Ich denke, einige Kapitel, beispielsweise das über den Aufbau des Körpers (Anatomie), dienen dem besseren Verständnis der Erkrankung. Ein größeres Wissen trägt letztlich dazu bei, dass der Asthmatiker erkennt, was in seiner Lunge passiert, damit steigt auch sein Verständnis für die Wirkung und die Einsicht in die Notwendigkeit von Medikamenten. Daher werden zunächst einige Grundlagen erläutert, die aber auch übersprungen werden können und das Verständnis weiterer Kapitel nicht reduzieren. Umgekehrt habe ich mich bemüht, die Sprache so zu wählen (nicht damit man weiß, dass ich etwas wusste ...), dass das Buch auch genutzt werden kann, um lediglich Teilinformationen zu entnehmen, beispielsweise über die Wirkung eines bestimmten Medikamentes.

Ratsamer aber wäre es, wenn sich der Leser mit allen Kaptiteln auseinandersetzen würde, da dieses Buch vor allem die Funktion hat, die berechtigte Hoffnung zu wecken, dass Asthma im 21. Jahrhundert keine Erkrankung mehr ist, über die man verzweifeln müsste.

Einführung

Was ist Asthma?

Asthma bronchiale gehört zu den obstruktiven (lat. Obstruere, etwas verstopfen) Atemwegserkrankungen und wird häufig als eine Form der obstruktiven Bronchitis angesehen. Oft haben jetzige Asthmapatienten früher an einer Bronchitis gelitten, die schließlich schleichend in ein Asthma bronchiale übergegangen ist.

Selbstversuch

Vielen Menschen, die nicht an Asthma erkrankt sind, fällt es schwer, sich in die Rolle eines Patienten mit Atemnot zu versetzen. Dieser Selbstversuch dient daher nicht dem Asthmatiker, sondern soll Angehörigen helfen, die Gefühle, die ein Asthmapatient während des Anfalles erlebt, nachzuvollziehen.

Zu diesem Zweck nimmt man sich einen sehr dünnen Strohhalm (nicht die üblichen großlumigen, sondern solche, wie man sie in Schnellrestaurants erhält mit einem Durchmesser von etwa zwei Millimetern). Diesen steckt man sich in den Mund, hält sich die Nase zu, nimmt einige Atemzüge durch den Strohhalm und atmet durch diesen auch wieder aus. Dieses Experiment sollte man nicht zu lange ausdehnen, das heißt, wirklich nur auf einige Atemzüge begrenzen, da es für den »Ungeübten« rasch zu Veränderungen der Sauerstoff- und Kohlendioxidkonzentrationen im Blut kommen kann. Dieser Versuch ist in seiner Wirkung recht eindrücklich und gut vergleichbar mit einem Asthmaanfall, da man durch den Strohhalm sehr wenig Luft einatmen kann und dadurch das Gefühl der Atemnot entsteht.

Die Ausatmung durch den Strohhalm charakterisiert das eigentliche Problem eines Asthmaanfalles: es gelingt nicht, die ganze Luft so schnell auszuatmen, wie es nötig wäre. Bereits in der Hälfte der Ausatmung hat der Asthmatiker schon wieder das Bedürfnis, einzuatmen – die Entstehung der überblähten Lunge ist vorprogrammiert.

1 Anatomie

Vielleicht merkt man sich die Bedeutung der Anatomie besser anhand folgender Anekdote, die ein Anatomieprofessor während einer Vorlesungen zum besten gab: »Anatomie kommt von dem griechischen Wort »anatemnein«. Das bedeutet, etwas »aufschneiden« – man könnte also sagen, Anatomen sind »Aufschneider«.

Anatomie ist definitionsgemäß die Lehre vom Bau der Körperteile. Sie beschäftigt sich nicht nur mit dem Aufbau einzelner Organe, sondern beschreibt auch ihre Lage im Körper zueinander. Dieses große Fachgebiet wird unterteilt in jeweils die makroskopische und in die mikroskopischen Anatomie. Dabei beschäftigt sich die makroskopische Anatomie mit den Teilen des Körpers, die man ohne Hilfsgeräte, wie einem Mikroskop, betrachten kann. Die Silbe »makros« kommt aus dem griechischen und bedeutet »groß«, die Silbe »skop« kommt aus dem gleichen Sprachraum und beschreibt immer etwas mit »Sicht«. Da die Anatomen, »Aufschneider« sind, handelt es sich bei der generellen Beschreibung beispielsweise der Lunge oder des Herzens auch um eine makroskopische Betrachtung, die sicherlich nicht am lebenden Menschen, zumindest nicht in Alltagssituationen durchgeführt werden kann. So wird klar, dass sich das Fachgebiet der Makroskopie sowohl mit dem von außen sichtbaren Aufbau des Körpers, als auch mit der Beschreibung der inneren Organe beschäftigt.

Ein weiteres Gebiet der Anatomie ist die Geschichte der Entwicklung des Körpers. Damit ist nicht die Entwicklung eines Säuglings zu Erwachsenen gemeint, sondern die komplexe Entstehungsgeschichte der Organentwicklung in unserer vorgeburtlichen Zeit. Der Mediziner beschreibt dieses Teilgebiet der Anatomie als Embryologie. Dabei beschreibt das griechische Wort »embryon« das sich entwickelnde Kind im Mutterleib bis zum Ende des zweiten Schwangerschaftsmonats. Insofern ist der Begriff etwas ungeschickt gewählt, da sich die Embryologie von Beginn der Befruchtung bis nahezu zum Zeitpunkt der Geburt beschäftigt.

Die Anatomie der Atmungsorgane

Im folgenden Abschnitt werden die makroskopischen Teile, die bereits mit dem bloßen Auge sichtbar sind, und die mikroskopische Anatomie, sowie die Entwicklungsgeschichte der Lunge dargestellt. Zu den Atmungsorganen selbst gehören allerdings mehr Anteile, als ich hier vorstellen werde.

Exemplarisch werden die wichtigsten Organe erwähnt, die für die Atmung notwendig sind und auch bei einem Asthma bronchiale auf die eine oder andere Weise beteiligt sind.

Embryologie – Die Entwicklung der Organe

Die Atmungsorgane entstehen gemeinsam mit den Verdauungsorganen aus dem Rumpfdarm hervor. Zunächst entsteht das »Lungenfeld«. Von dort ausgehend entstehen über viele Zwischenschritte zwei seitlich auswachsende Gebilde, sogenannte Lungensäckchen, eine rechte und linke Lungenhälfte ist hiermit

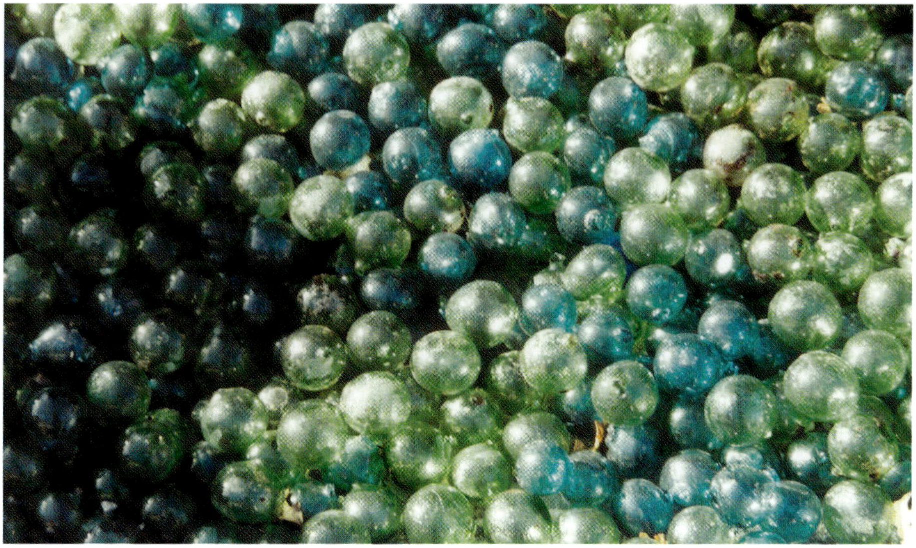

Abbildung 1: Lungenbläschen

angelegt. Durch Teilungen und Verästelungen entsteht der Bronchialbaum, seine Anlage dauert bis zum sechsten Schwangerschaftsmonat. Nach dieser Zeit entstehen am Ende der kleinsten Bronchien, die Lungenbläschen, die Alveolen. Bis zur Geburt des Kindes sind die Lungen mit »Wasser« gefüllt, durch den Geburtsvorgang wird das Wasser mechanisch ausgepresst. Während der ersten Atemzüge kommt es schließlich zur Entfaltung der Lunge. Anhand der Beschreibungen wird deutlich, aus welchem Grund ein Kind, das viel zu früh geboren wird, wenig Chance auf ein Überleben hat: die entscheidenden Organanteile, die die Atmung erst sinnvoll machen, die Lungenbläschen, existieren noch gar nicht.

Die Luftröhre (Trachea)

Zu den wichtigen Atmungsorganen gehören neben der Lunge auch die Luftröhre und das Lungenfell. Die Luftröhre, die unterhalb des Kehlkopfes beginnt, ist beim Erwachsenen 10 – 12 cm lang und hat einen Durchmesser, der sich etwa mit der Größe eines Eurostückes vergleichen lässt. Bei tiefer Einatmung kann sich die Luftröhre um ein bis zwei Zentimeter verlängern. In Höhe des Brustbeins teilt sich die Luftröhre in zwei Äste, von nun an werden die beiden entstandenen Röhren als Hauptbronchien bezeichnet. Der rechte Hauptbronchus – in der Medizin erfolgt die Richtungsbezeichnung immer aus der Sicht des Patienten – verläuft nahezu grade weiter, so dass ein eingeatmeter Fremdkörper meist in diesem Abschnitt zu finden ist. An der Gabelung der Luftröhre ragt ein Vorsprung in die Lichtung hinein, die für die Verteilung der Luft in beide Lungenhälften verantwortlich ist. Bei der Atmung kommt es an dieser Stelle zu Schwingungen der Luft, so dass diese als Atemgeräusche über dem Brustbein abgehört werden können.

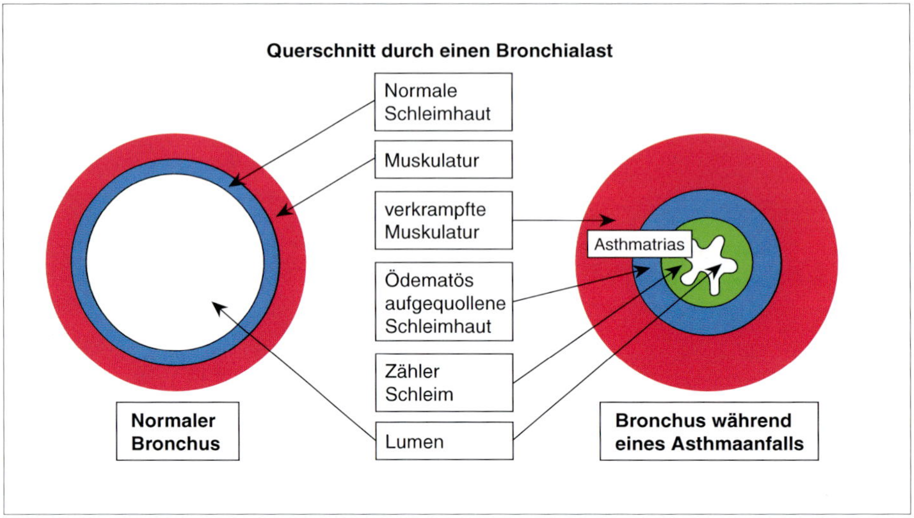

Abbildung 2: Querschnitt durch einen Bronchialast

Die Luftröhre besteht aus bis zu 20 nach hinten offenen Knorpelspangen, die in ihrer Form an Hufeisen erinnern. Die einzelnen Spangen sind durch Bänder miteinander verbunden. Der nach hinten »offene« Bereich besteht aus Muskeln und Bindegewebe. Dieser Bereich dient der Enger- und Weiterstellung der Luftröhre. Darüber hinaus steht die Luftröhre in engem Kontakt mit der Speiseröhre. Diese kann sich beim Schlucken ungehindert in den weichen Bereich der Luftröhre ausdehnen, ohne an die Knorpelspangen zu stoßen.

Die Wand der Luftröhre ist dreischichtig aufgebaut. Von innen kleidet sie eine Schleimhaut aus, die in der zweiten Schicht von Stützgewebe umhüllt wird. Die Schleimhaut ist mit feinen Flimmerhärchen besetzt, deren Aufgabe es ist, rachenwärts Schleim und kleine Fremdkörper zu befördern. In dieser Schicht finden sich außerdem schleimbildende Zellen. Die mittlere Schicht aus Stützgewebe besteht aus den Knorpelspangen, Bändern und Muskeln. Die äußerste Schicht ist eine weitere Bindegewebsschicht, die die Luftröhre mit umliegenden Organen verschieblich verbindet.

Der Bronchialbaum

Wie bereits dargestellt, teilt sich die Luftröhre an einer Vergabelung auf, wodurch der rechte und der linke Hauptbronchus entsteht.
Der Körper zeigt auch hier eine Asymmetrie: Der linke Hauptbronchus ist im Vergleich zum rechten Hauptbronchus länger, sein Lumen ist kleiner und sein Verlauf ist weniger steil.

Der Bronchialbaum selbst teilt sich in immer kleiner werdende Abschnitte bis er schließlich in den Lungenbläschen, den Alveolen endet. Hier kann schließlich der Gasaustausch stattfinden.

Wie die Luftröhre bestehen auch die Bronchien aus Bindegewebe, das sich in drei Anteile untergliedern lässt. Zum einen handelt es sich um eine innere Schleimhaut, die von einem Stützgewebe umhüllt wird und schließlich einer lockeren äußeren Bindegewebsschicht. Die am Ende der Bronchien liegenden Lungenbläschen bilden die Grundlage für die Fähigkeit zum Gasaustausch.

Die Lunge (Pulmo)

Da bei den Menschen und auch bei den meisten anderen Lebewesen die Lunge in zwei Hälften geteilt ist, spricht man oft von »den Lungen«. Sicherlich ist dieser Gedanke richtig, da es möglich ist, nach Verletzungen und Krankheiten auch mit nur einem Lungenflügel zu leben.

Die Lunge befindet sich in der Brusthöhle und habt annähernd die Form einer umgedrehten Pyramide. Interessanterweise ist die Form der Lungenhälften aber nicht »vorgeformt«, wie beispielsweise die Form des Herzens, sondern sie füllen vielmehr den freien Raum im Brustkorb aus. Da die Lungen aus sehr weichem Gewebe bestehen, hinterlassen die benachbarten Organe charakteristische Abdrücke auf ihrer Oberfläche.

Die Lunge als Organ hat ein Eigengewicht von rund 400 g und ein Fassungsvermögen von etwa zwei Litern. Dies hängt aber, genau wie die Pumpleistung des Herzens von zahlreichen Faktoren ab, wie z. B. von der Körpergröße, dem Alter, von Erkrankungen und von dem Trainingszustand des Patienten.

Vergleicht man das Volumen der linken Lunge mit dem der rechten, so fällt auf, dass durch das Herz, das sich vor allem in der linken Seite des Brustkorbes befindet, das Volumen der linken Lungenhälfte um nahezu 10 Prozent kleiner ist. Umgekehrt wird die rechte Lungenhälfte durch die Leber nach oben gedrängt, so dass die linke Lungenhälfte physiologischerweise weiter nach unten reicht. Im dem Bereich, des Mittelfellraums, der sich zwischen den beiden Lungenhälften befindet, treten Gefäße ein und aus sowie die Hauptbronchien ein. Diese Stelle, der Hilus pulmonalis, ist der einzige »Eingang« zur Lunge.

Erstaunlicherweise befindet sich die Lunge nicht nur im Brustkorb, sondern ragt sogar mit ihrer abgerundeten Spitze bis in den Hals hinein. Vorne überragt sie die Schlüsselbeine, nach hinten reicht sie bis etwa zum siebten Halswirbel, den man an sich selbst ertasten kann: es handelt sich dabei um den Vorsprung, den man hinten am Nacken erfühlt.

Die Begrenzung der Lunge nach unten erfolgt durch das Zwerchfell. Im Asthmaanfall kann das Zwerchfell durch die aufgeblähte Lunge nach unten verschoben werden, was sogar auf einem Röntgenbild sichtbar wird und anzeigt, dass der Patient gegenüber dem Normalzustand zuviel Luft in der Lunge hat. Die Lunge wird dann vom Arzt als »überbläht« bezeichnet.

Mikroskopische Anatomie der Lunge

Das Gewebe der Lunge selbst ist in Abschnitte unterteilt, die jeweils als Verschiebe- und Gleitschichten dienen. Diese Abschnitte werden als Lungenlappen oder Kompartimente bezeichnet, links bestehen zwei Lungenlappen, rechts drei. Jeder dieser Lappen kann nun erneut in keilförmige Segmente unterteilt werden. Jedes dieser Segmente bildet eine selbständige Atmungseinheit, so dass es während einer Operationen zum Beispiel möglich ist, krankhaftes Gewebe innerhalb dieser Segmente zu entnehmen, ohne dass die Lunge wesentlich durch den Eingriff geschädigt werden würde.

Die letzte Stufe der bindegewebigen Verzweigung besteht in den Lungenläppchen, die sich beim Betrachten der Lunge als kleine, etwa ein Zentimeter große Felder präsentieren.

Lungen- und Rippenfell (Pleura)

Die Lunge wird von zwei zarten Häuten bedeckt, dem Lungenfell und dem Rippenfell, gemeinsam als die Pleura bezeichnet. Zwischen diesen beiden sehr dünnen und elastischen Blättern befindet sich eine geringe Menge Flüssigkeit, die gerade ausreicht, um beide Flächen zu benetzen. Diese Flüssigkeit hat eine wertvolle Aufgabe: sie folgt als Art Gleithülle mitsamt der Lunge den Atembewegungen.

Die Bedeutung dieser Einrichtung kann man sich klar machen, in dem man sich einer Modellvorstellung bedient: beide Häutchen werden im Versuch durch zwei Glasscheiben vertreten. Zwischen diese gibt man ein wenig Flüssigkeit. Man erkennt: Ohne Hilfsmittel sind die beiden Glasflächen kaum voneinander lösbar.

Im Körper ist es genauso, durch die minimale Flüssigkeit zwischen den Häutchen können sie sich nicht voneinander lösen und müssen allen Atembewegungen folgen. Dieser Spalt kann sich übrigens auch unter krankhaften Umständen mit viel Flüssigkeit füllen, es kommt zu dem Krankheitsbild des Pleuraergusses.

Allgemeine Anatomie der Muskelgruppen

In der Anatomie unterscheidet man drei Formen der Muskulatur. Zum einen die »quergestreifte Skelettmuskulatur«, die »glatte Muskulatur« und schließlich den Herzmuskel. Die Bedeutung »glatt« und »quergestreift« findet ihren Ursprung in der mikroskopischen Anatomie. Da man mit dem bloßen Auge keinen Unterschied der einzelnen Muskeln erkennen kann, werden sie nach ihrem Erscheinungsbild im Mikroskop benannt.

Zur quergestreiften Skelettmuskulatur gehören die Muskeln, die wir selbst aktiv bewegen und meist trainieren können. Sie dienen, mit Ausnahmen, der aktiven Fortbewegung und können den Körper durch verschiedene Ausprägungen modulieren.

Die glatte Muskulatur befindet sich in den inneren Organen, z. B. im Magen- und Darmabschnitt oder auch in den Bronchien. Sie funktioniert im Prinzip genau wie die Skelettmuskulatur, mit dem Unterschied, dass diese Muskelgruppe nicht willentlich beeinflusst werden kann. In den Bronchien ist sie zirkulär angeordnet und verkrampft sich während eines Asthmaanfalles.

Die Atemhilfsmuskulatur

Neben den Atmungsmuskeln, die für das Heben und Senken des Brustkorbes bei der Atmung zuständig sind, verfügt der Körper über die Einrichtung der sogenannten Atemhilfsmuskulatur. Die Muskeln sind jederzeit auch willkürlich einsetzbar. Asthmatiker profitieren davon erheblich, da während eines Asthmaanfalles besonders diese Muskelgruppe eingesetzt wird. Weil der Arzt den Einsatz der Atemhilfsmuskeln von außen erkennen kann, dient die Beobachtung auch der Diagnose. Der Arzt kann erkennen, dass der Patient kaum Luft bekommt.

Die Atemhilfsmuskeln im einzelnen

Zur Einatmung wird zur Hebung des Brustkorbes zusätzlich der Musculus sternocleidomastoideus, ein Muskel der im Alltag für die Kopfdrehung zuständig ist, eingesetzt. Den Muskel kann man leicht an sich selbst tasten, indem man den Kopf nach rechts oder links wendet. Zusätzlich gibt es noch den großen und den kleinen Brustmuskel. Auch sie können den Brustkorb heben, allerdings erst, wenn der Patient seine Arme aufstützt – eine häufig beobachtete und auch sinnvolle Haltung bei Atemnot. Für die Ausatmung treten als Hilfsmuskulatur zusätzlich einige Bauchmuskeln in Aktion, die sich anspannen und damit das Zwerchfell wieder in die Ausgangsposition befördern, gleichzeitig wird die Lunge auch wieder in die Ruhestellung gebracht, indem der Brustkorb gesenkt wird.

Ist die Atmung lageabhängig?

Viele Patienten beobachten bei sich, dass sie viel besser atmen können, wenn sie mit erhöhtem Kopfteil im Bett liegen oder sitzen. Anatomisch gesehen ist das Zwerchfell der entscheidende Muskel bei der Einatmung. Im Liegen verlagern sich die Bauchorgane ein wenig Richtung Lunge und hindern das Zwerchfell, sich so wie im Stehen bei der Einatmung nach unten zu weiten. Damit gelingt es der Lunge auch schlechter, sich zu entfalten. Ich habe oft selbst während eines Asthmaanfalles in der Klinik erlebt, dass mich die Krankenschwester partout zum »angenehmeren« Hinlegen nötigen wollte. Selbst Ärzte, denen dieser Sachverhalt der Atemabhängigkeit und der Einsatz der Atemhilfsmuskulatur klar sein sollte, drängten mich immer wieder in die waagerechte Position, da es »so einfacher sei, einen Tropf zu legen«. Daher mein Rat an dieser Stelle: Bleiben Sie sitzen oder nehmen die Stellung ein, die Ihnen Ihre Atmung erleichtert. Nun können Sie sogar medizinisch begründen, warum Sie während eines Asthmaanfalles aufrecht sitzen müssen. Sollten Sie demnächst (mal wieder) in guter Absicht zum Hinlegen angehalten werden, weigern Sie sich, instruieren Sie notfalls Ihren Partner, da das Sprechen während eines Anfalles meist zu anstrengend ist.

2 Herz und Blutdruck

Das Herz

Das Herz ist zwar nicht an der Atmung beteiligt, hat aber dennoch die Funktion, das mit Sauerstoff angereicherte Blut in den Körperkreislauf zu pumpen. Da das Herz außerdem häufiger Manifestationsort von Nebenwirkungen der in der Asthmatherapie eingesetzter Medikamente ist, soll hier in Grundzügen die Anatomie des Herzens dargestellt werden.

Das Herz befindet sich im Brustkorb zwischen den beiden Lungenhälften in etwa unter dem Brustbein. Je nach Größe und Gewicht, aber auch nach Trainingszustand des Einzelnen, wiegt das Herz ca. 300 Gramm. Das Herz eines Neugeborenen hingegen nur etwa 20 Gramm. Aufgebaut ist das Herz aus zwei Herzhälften und jeweils einem Vorhof, lateinisch als Atrium und einer Kammer, lateinisch als Ventrikel bezeichnet. Der rechte Abschnitt des Herzens, genauer der rechte Vorhof, empfängt das venöse, sauerstoffarme Blut aus dem Körper. Von der rechten Herzkammer gelangt das Blut in den Lungenkreislauf.

Der »Herzschlag«

Anders, als man glaubt, wird das Herz nicht vom Gehirn aus gesteuert, sondern besitzt einen eigenen »Rythmusgenerator«, der sich selbst im Herz befindet. Diese Zellen geben in regelmäßigen Abständen den Befehl zur Kontraktion. Die oberste Instanz, die üblicherweise für die Bildung des Reizes zuständig ist, ist der Sinusknoten. Dieser befindet sich im Vorhof und gibt mit einer Frequenz von circa 60–80 Impulsen pro Minute den Ausschlag für die Kontraktionen, das Zusammenziehen des Herzens. Das Ergebnis dieses »körpereigenen Schrittmachers« kann man selbst als Puls am Handgelenk oder am Hals tasten.

Nachgeschaltet sind noch weitere Rhythmusbildner, die aber nur in Aktion treten, wenn obere Instanzen ausfallen. Insgesamt bestehen im Herz drei Zellanhäufungen, die in der Lage sind, im Notfall das Kommando zu übernehmen.

Das Herz schlägt im Ruhezustand etwa 60 bis 80 mal pro Minute. Dabei überwiegt anteilig die Diastole, das heißt, das Herz nimmt sich sozusagen pro Schlag eine gewisse Erholungszeit. Steigt nun aber der Puls, wie beim Asthmatiker, wenn er sein Dosieraerosol zu oft genommen hat, dann ist es vom Körper so eingerichtet, dass die Systole bei etwa gleichem zeitlichen Wert bleibt. Dies leuchtet ein, weil in dieser Phase der gesamte Körper versorgt werden muss. Zu Lasten geht dieser Mechanismus aber für die Diastole, der Phase also, in der das Herz Zeit hat, sich selbst zu versorgen.

In letzter Konsequenz wird das Herz an sich viel weniger versorgt, obwohl es wesentlich mehr Arbeit hat. Meistens ist dies ohne Folgen, aber bei Menschen, deren Herz ohnehin schon belastet ist, können in diesem Zustand leichter Unregelmäßigkeiten in der Herzschlagfolge auftreten, die je nach Ausprägung für den Patienten auch problematisch sein können.

Eine vorübergehende Pulserhöhung nach der Einnahme von Asthmamedikamenten ist eine normale Reaktion des Körpers und muss kein Anlass zur Beunruhigung sein.

Tabelle 1: Physiologie des Bludrucks.

Systole: (»oberer Wert«) Normalwert 120 mmHg (+Lebensalter)		Diastole (»unterer Wert«) Normalwert 80 mmHg	
Anspannungsphase	**Austreibungsphase**	**Entspannungsphase**	**Füllungsphase**
Das Herz zieht sich zusammen, um sich darauf vorzubereiten, das Blut in den Körper zu pumpen.	Hier wird das Blut in den Körper ausgestoßen.	In dieser Zeit steht dem Herz ein wenig Zeit zur Erholung zur Verfügung, der Herzmuskel wird hier als Organ durchblutet.	Nun füllt sich das Herz wieder, um das Blut für die nächste Austreibung zur Verfügung zu stellen.

Grundlagen des Blutdrucks

Durch Messung des Blutdruckes kann der Arzt etwas über die Druckverhältnisse in den Gefäßen des Körpers erfahren, aber auch, um beispielsweise während einer Operation die Stabilität des Kreislaufes zu ermitteln. Der normale Wert beträgt etwa 120 zu 80.

Verschiedene Medikamente der Asthmatherapie können vorübergehend einen Anstieg des Blutdruckes verursachen, insbesondere dann, wenn stark wirksame Medikamente eingesetzt werden. Der betroffene Patient muss sich vor dieser Nebenwirkung nicht fürchten, da sie ein vorübergehendes Phänomen ist.

Bei der Betrachtung der »Normalwerte« sollte man immer beachten, dass der Organismus sich nicht in Normwerte einteilen lässt. Normen lediglich als Anhaltspunkt, so dass man nicht unruhig werden muss, wenn die eigenen Werte ein wenig von dem Normalwert abweichen.

3 Rote Blutkörperchen

Die roten Blutkörperchen, in der Medizin als Erythrozyten bezeichnet, haben die Aufgabe, den in der Lunge aufgenommenen Sauerstoff in den Körper zu transportieren. Die aus dem griechischen stammende Silbe »Erythro« beschreibt immer etwas, das rot erscheint, wie das rote Blutkörperchen.

Aufbau des Erythrozyten

Erythrozyten erscheinen im Blutausstrich als blasse kernlose Scheibchen mit einer zentralen Eindellung. Durchschnittlich hat jeder Mensch vier bis sechs Millionen Erythrozyten pro Kubikmillimeter Blut. Männer haben meist einen höheren Wert, was zum einen durch Größe und Gewicht bedingt ist, andererseits auch dadurch, dass Frauen jeden Monat durch die Menstruation Blut verlieren. Ein Erythrozyt hat eine Lebensdauer von rund 120 Tagen, anschließend ist es durch sein Alter nicht mehr so elastisch wie in seiner »Jugend« und bleibt in der Milz wie in einem Filter »hängen«. Obwohl ein Erythrozyt selbst nur einen Durchmesser von etwa sieben Mikrometer hat, würden alle Erythrozyten eines Menschen hintereinandergelegt eine Strecke von zweieinhalb mal um die Erde erreichen.

Reise eines Erythrozyten im menschlichen Körper

Das rote Blutkörperchen gelangt von der rechten Herzkammer über die Lungenarterie in die Lunge und wird dort bei einer Kontaktzeit von nur 0,3 Sekunden mit Sauerstoff beladen. Jeder Erythrozyt kann jeweils vier Sauerstoffatome mit sich führen. Im weiteren Verlauf gelangt der Erythrozyt in den linken Herzvorhof und schließlich in die linke Herzkammer. Durch Ausschöpfung einer minimalen Menge des angereicherten Blutes versorgt sich das Herz selbst. Die restliche Menge, pro Herzschlag rund 70 ml Blut, gelangen in den Kreislauf und werden von dort zu den einzelnen Organen geschickt. Dabei passiert unser Erythrozyt die Aorta, zunächst im Brustkorb, dann im Bauchraum. Je nach Weg wird der Erythrozyt in die Organe transportiert oder gelangt zu den Extremitäten. Gemeinsam ist das Prinzip der Sauerstoffentladung. Die Arterien verzweigen sich zu einem immer größeren, aber auch immer feineren Gefäßnetz, bis die sogenannten Kapillaren erreicht sind. Der Durchmesser dieser Endstrombahn ist so gering, dass sich die Erythrozyten stark verformen müssen, um hindurch zu gelangen. Quasi im »Gänsemarsch« passieren die Erythrozyten diese Strecke und geben dabei den Sauerstoff an das umgebende Gewebe ab. Nun geht der Weg zurück zum Herzen. Sobald das Gefäßbett der Kapillaren verlassen ist, befinden sich die Erythrozyten im venösen Gefäßabschnitt. Über die untere oder obere Hohlvene gelangen die Erythrozyten in den rechten Herzvorhof, von dort aus in die rechte Herzkammer, um nun wieder in die Lunge transportiert zu werden, wo sie neu mit Sauerstoff beladen werden.

Sauerstoff

Sämtliche Erythrozyten tragen insgesamt um die 650 g Hämoglobin mit sich. Hämoglobin ist der rote Blutfarbstoff, die

Substanz, die unser Blut rot erscheinen lässt, der in der Mitte ein Eisenatom gebunden hat und die Substanz, die die Erythrozyten erst zum Sauerstofftransport befähigt. Das Hämoglobin ist ein multifunktionelles Protein, neben dem Transport des Sauerstoffes ist es außerdem noch an der Abgabe des Sauerstoffes beteiligt, wirkt aber auch regulierend auf den Säure-Basen-Haushalt ein.

4 Atemtrakt und Atmung

Die Einatmung

Das Prinzip der Einatmung besteht in einer Erweiterung des Brustkorbes. Das Zwerchfell flacht sich während der Einatmung ab, dadurch drückt es die Baucheingeweide nach unten, was durch ein Vorwölben der Bauchwand während der Einatmung deutlich wird. Kleinere Muskeln heben ebenfalls die Rippen, so dass sich der Brustkorb bei der Einatmung sowohl seitlich, als auch nach vorn erweitert.

Die Ausatmung

Den Ausatmungsvorgang kann man sich wie einen aufgeblasenen Luftballon vorstellen, den man, prall gefüllt, loslässt. Auch dieser zieht sich aufgrund seiner elastischen Kräfte, genau wie die Lunge, wieder zusammen. Der passive Vorgang der Ausatmung kann durch die Bauchmuskeln weiter unterstützt werden, in dem die Baucheingeweide nach oben gepresst werden, wodurch das Zwerchfell wieder in Ruhelage befördert wird.

Bedeutung der Atmung

Die Bedeutung der Atmung liegt vor allem in der Versorgung des Körpers mit Sauerstoff. Jede der Millionen menschlicher Zellen ist auf regelmäßige »Ernährung« mit Sauerstoff angewiesen. Da auch die entlegensten Körperregionen mit Sauerstoff versorgt werden müssen, hat der Körper spezielle Transportmechanismen entwickelt, die zum einen Sauerstoff

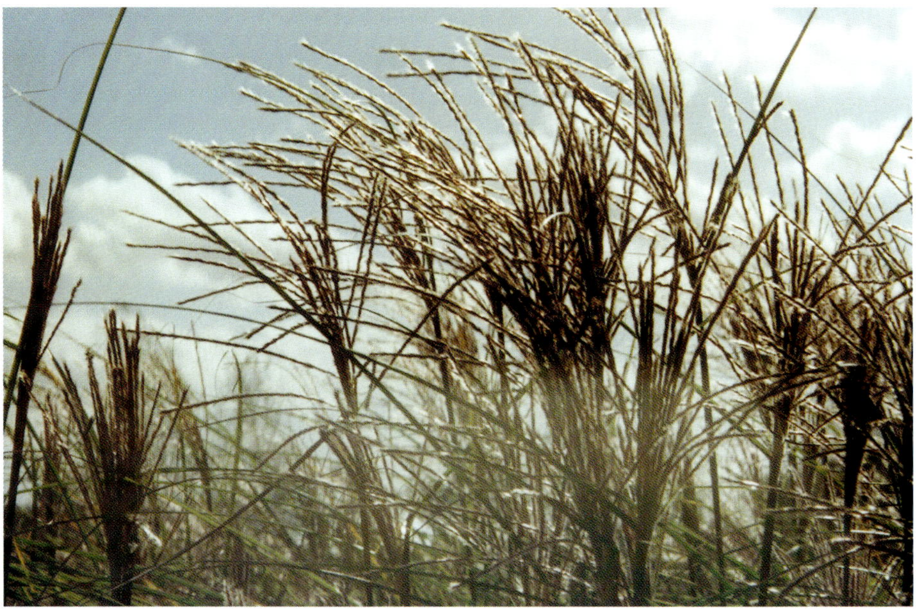

Abbildung 3: Luft

in alle Körperzellen transportieren und umgekehrt das entstandene Kohlendioxid wieder in die Lunge abtransportieren. Hierbei unterscheidet man zwischen der »äußeren Atmung«, die für den Gasaustausch in der Lunge verantwortlich ist, und der »inneren Atmung«, der sogenannten Gewebeatmung.

Steuerung der Atmung

Die grundsätzliche Steuerung der Atmung untersteht der Kontrolle des Gehirns. Das Gehirn erhält Meldungen aus dem gesamten Körper und kann über die Atmung die Sauerstoffaufnahme an die aktuellen Bedürfnisse des Körpers anpassen. Im Gehirn gibt es jeweils unterschiedliche Zentren, die entweder mit der Aufgabe der Einatmung oder der Ausatmung beauftragt sind.

Das Autonome Nervensystem: Sympathikus und Parasympathikus

Ein Teil unseres Nervensystems kann nicht unserem Willen unterworfen werden und wird daher auch als »autonomes« oder »vegetatives« Nervensystem bezeichnet.

Gesteuert werden durch dieses Nervensystem viele wichtige Funktionen des Körpers, wie z. B. der Herzschlag, die Atmung, die Verdauungsvorgänge und vieles mehr. Manche Funktionen des vegetativen Nervensystems können jedoch durch autogenes Training oder Biofeedback beeinflusst werden.

Dies gelingt nicht allen Menschen und zumeist nur durch intensives Training.

5 Asthma bronchiale

Was ist Asthma bronchiale?

Die Lungenerkrankung Asthma bronchiale ist gekennzeichnet durch immer wieder auftretende Atemnotanfälle, die auf dem Boden eines überempfindlichen Bronchialsystems entstehen. Zwischen den einzelnen Asthmaanfällen, die bevorzugt in der zweiten Nachthälfte auftreten, ist der Patient meist beschwerdefrei. Die erhöhte Reaktionsbereitschaft des Atemtraktes auf die verschiedensten Reize führt zur Entstehung der »Asthmatrias«, die sich als Bronchospasmus (Verengung der Atemwege), entzündlichem Schleimhautödem und starker Bronchialsekretion (Absonderung von Schleim) äußert.

Ursachen der Erkrankung

Asthma bronchiale ist eine der häufigsten chronischen Erkrankungen. In den meisten Fällen beginnt die Erkrankung in den ersten fünf Lebensjahren. Es zeigte sich, dass die Patienten, bei denen das Asthma in den ersten drei Lebensjahren auftrat, eine geringere Neigung zu Allergien hatte, als die Patienten, bei denen das Asthma nach dem dritten Lebensjahr auftrat. Genetische Ursachen werden häufig diskutiert und gelten heute auch als gesicherter Auslöser, obwohl immer noch nicht klar ist, welche Gene für die Entstehung von Asthma bronchiale verantwortlich sind.

Je nach Ursache wird das Krankheitsbild Asthma bronchiale in zahlreiche Kriterien unterteilt. Die hauptsächliche Unterteilung besteht in der Unterscheidung eines extrinsischen, das heißt durch äußere Faktoren ausgelöstes Asthma und eines intrinsischen Asthma bronchiale. Bei dem intrinschen Asthma vermutet man Auslöser, die sozusagen aus dem Körper des Patienten kommen.

Das extrinsische Asthma

Das extrinsische Asthma wird vor allem durch Allergien verursacht. Die Erkrankung beginnt während des Kindes- und Jugendalters. Die auslösenden Stoffe werden in saisonale und nicht-saisonale Allergene unterteilt. Saisonale Allergene bezeichnen eine Überempfindlichkeit auf Pollen, die jahreszeitlich bedingt auftreten. Nicht saisonale Allergene sind Stoffe, die unabhängig von der Jahreszeit auftreten, z. B. Tierhaarallergien. Die Asthmaanfälle treten nach Kontakt mit dem Allergen auf, die Beschwerden halten meist nur wenige Stunden an, ein chronischer, das heißt ständig gleichbleibender Verlauf über das ganze Jahr ist in den wenigsten Fällen zu verzeichnen. Meist findet sich eine Verschlechterung der Beschwerden im Frühjahr.

Unter die Gruppe des extrinsischen Asthmas fällt auch das berufsbedingte Asthma, das durch Allergene oder aggressive Stoffe am Arbeitsplatz ausgelöst wird. Bei dieser Erkrankungsform kann der Patient vor allem dadurch wieder beschwerdefrei werden, indem er einen Berufs- oder Arbeitsplatzwechsel vornimmt.

Das extrinsisches Asthma auf den zweiten Blick: Allergie

Wie oben besprochen stehen bei dem extrinsischen, oft auch als allergisches Asthma bezeichnet, die Überempfindlichkeiten auf bestimmte Stoffe als auslösende Faktoren im Vordergrund.

Welche Allergien sind typisch? Fast jeder Asthmatiker aus dieser Patientengruppe reagiert auf Hausstaub, genauer auf Hausstaubmilben. Diese Wesen gehören in die Gruppe der Spinnentiere und sind mit m bloßem Auge nicht zu erkennen, ihre Größe beträgt 0,3 mm. Sie halten sich am liebsten in warmer und leicht feuchter Umgebung auf, wie z. B. in einer Matratze. Dort befindet sich auch ihre Hauptnahrungsquelle: menschliche Haare und Hautschuppen. Milben scheinen recht genügsam zu sein, bereits ein Gramm Hautschuppen kann eine Million dieser Tierchen ernähren. Letztlich reagiert der Milbenallergiker vor allem auf ihre Ausscheidungen, die zusammen mit dem Staub eingeatmet werden und heftigste allergische Reaktionen auslösen. Im kurzen Leben der Milbe, das höchstens vier Monate dauert, hinterlässt sie rund das zweihundertfache ihres Gewichtes an Ausscheidungen, die Beschwerden auslösen können.

In der Matratze finden sich ebenso optimale Lebensbedingungen für Schimmelpilze. Auch sie gedeihen am besten in warmer und feuchter Umgebung. Zusammen mit den Hausstaubmilben ergänzen sie das »Biotop Matratze«. Lassen Sie Ihre Matratzen regelmäßig reinigen.

Ein weiterer häufiger Auslöser für das extrinsische Asthma sind Tierhaare, v.a. aber die gesamten Absonderungen der Tiere, wie Hautschuppen oder Speichel.

Einige Allergiker zeigen auch eine Überempfindlichkeit gegenüber Nahrungsmitteln, dabei sind Lebensmittel oft mit bestimmten Pollen »verwandt«, so dass die Kreuzallergie entstehen kann.

Die Liste allergie-auslösender Stoffe lässt sich unendlich fortsetzen: so gut wie alle Stoffe können bei empfindlichen Menschen eine Allergie auslösen. Glücklicherweise haben die meisten Menschen eine relativ überschaubare Anzahl an Allergien, die sich letztlich durch verschiedene Maßnahmen unterdrücken oder zumindest in ihrer Ausprägung rela-

	Jan.	Feb.	März	April	Mai	Juni	Juli	Aug.	Sept	Okt.	Nov.	Dez.
Beifuß							●	●	●			
Birke				●	●							
Brennessel						●	●	●	●	●		
Eiche				●	●							
Erle	●	●	●	●								
Esche				●	●							
Gräser					●	●	●	●	●			
Hasel	●	●	●	●								●
Holunder					●	●						
Pappel			●	●								
Raps				●	●	●	●	●				
Roggen					●	●	●					
Ulme			●	●								
Wegerich					●	●	●	●	●			
Weide			●	●	●							

Abbildung 4: Pollenkalender.

tiv gering halten lassen. Aus diesem Grund ist auch in den meisten Fällen das extrinsische Asthma recht gut zu behandeln, auch wenn dies teilweise bedeutet, auf einige Faktoren im Leben zu verzichten. Ein an extrinsischem Asthma erkrankter Patient hat meist eine günstige Prognose im Hinblick auf seine Krankheitsentwicklung.

»Pollensaison«

Pollen sind der Blütenstaub der männlichen Geschlechtzellen von Pflanzen. Eine Pollenallergie wird im Volksmund auch als »Heuschnupfen«, medizinisch als Pollinosis bezeichnet.

Patienten mit Pollenallergien müssen ihre Lebensqualität und ihre Freizeitaktivitäten häufig nach dem Kalender und dem damit verbundenen Pollenflug ausrichten. Die Pollenflugsaison beginnt schon recht früh im Jahr, die ersten klinisch relevanten Pollen, die bereits in den Monaten Februar und März die Allergiker belasten können, sind Erle und Hasel. Ende August ist für die meisten Pollenallergiker der schlimmste Teil des Jahres, zumindest was seinen Gesundheitszustand betrifft, vorbei. Durch die zunehmende Empfindlichkeit der Menschen für Pollen hat sich zumindest ein positiver Aspekt herauskristallisiert: Pollenflugwarnungen werden in den Medien angekündigt.

»Kreuzallergie«

Sogenannte Kreuzallergien sind auch ein Problem des an extrinsischem Asthma erkrankten Patienten. Eine Kreuzallergie beruht auf einer speziellen, immunologischen Reaktion, bei der spezifisch gegen eine Substanz gebildete Antikörper nicht nur gegen das Allergen reagiert, sondern auch mit einer Substanz, die ähnliche antigene Eigenschaften hat. Patienten, die auf Birken-, Haselnuss- oder Erlenpollen allergisch reagieren, haben häufig auch eine Überempfindlichkeit bei Kern- und Steinobst, Nüssen, Kiwis, Curry und einigen andere Gewürzen. Beifußpollen sind häufig mit zahlreichen Gemüsen, wie Sellerie, Karotte, Paprika, Ingwer und Knoblauch assoziiert. Gräser- und Roggenallergiker reagieren häufig auf Sojaprodukte, andere Getreide, Erdnüsse und Tomaten.

Das intrinsische Asthma

Das intrinsische oder endogene Asthma tritt entweder bereits im Kleinkindalter oder erst nach dem 30. Lebensjahr auf.

Im weiteren Verlauf der Erkrankung sind meist Infekte der Luftwege verantwortlich für die Entstehung weiterer Asthmaanfälle. Jahreszeitlich gesehen häufen sich die Beschwerden im Herbst und Winter. Allergien finden sich bei dem intrinsischen Asthma nur in den seltensten Fällen. Ergänzender Auslöser für das intrinsische Asthma ist die körperliche Belastung (»Anstrengungsasthma«). Das Belastungsasthma ist kein eigenständiges Krankheitsbild, sondern findet sich immer nur in Kombination mit anderen Formen.

Unter die Gruppe des intrinsischen Asthmas fällt auch das Krankheitsbild des schlafbedingten oder nächtlichen Asthma bronchiale. Die betroffenen Patienten sind am Tag meist nahezu beschwerdefrei, die Anfälle treten fast immer nur während der Nachtstunden auf.

Neuere Forschungen ergaben, dass nahezu jeder fünfte Asthmatiker einen gastroesophagealen Reflux aufweist.

Hierbei fließt während der Nacht saurer Magensaft zunächst in die Speiseröhre und von dort aus in kleinsten Mengen in die Lunge. Man vermutet, dass diese stark saure Flüssigkeit in der Lunge kleine Entzündungen verursacht, die schließlich einen Asthmaanfall verursachen können.

Aktuelle Forschungsergebnisse im In- und Ausland

Das European Respiratory Journal, eine der renommiertesten Fachzeitschriften für Medizin, berichtete 1997 über einen interessanten Zusammenhang zwischen der Entstehung von Allergien und Aufnahme von Fetten. Statistisch fiel offenbar auf, dass es in den neuen Bundesländern eine geringere Häufigkeit von Asthma bronchiale und Heuschnupfen gab. Diesem Phänomen folgend gelang eine Studie, in der sich zeigte, dass der Verzehr bestimmter mehrfach ungesättigter Fettsäuren und die Häufigkeit von Asthma bronchiale einen direkten Zusammenhang haben. Mehrfach ungesättigte Fettsäuren kommen beispielsweise in Margarine vor und sind grundsätzlich dafür bekannt, für die Ernährung wertvoller zu sein, als gesättigte Fettsäuren, die beispielsweise in der Butter vorkommen.

Rauchen und Schwangerschaft

Im Fachbereich der Präventivmedizin an der University of Southern California wurden 1999 verschiedene Lungenfunktionstest bei über 3000 Kindern erhoben. Gleichzeitig wurden die Eltern über ihre Rauchgewohnheiten befragt. Das Ergebnis der Studie zeigte, dass alle Kinder, deren Mütter in der Schwangerschaft geraucht hatten, eine deutlich niedrigeres Lungenvolumen zeigten. Wissenschaftler vermuten, dass die Lungenentwicklung durch die Aufnahme der schädlichen Stoffe entscheidend behindert wird.

Aus diesem Grund sei hier erneut betont, dass ein Asthmatiker möglichst nicht rauchen soll! Leider rauchen auch immer noch viele Frauen in der Schwangerschaft. Ein um so fataleres Verhalten, wenn die zukünftige Mutter selbst Asthmatikerin ist.

Das Risiko, ein asthmakrankes Kind zu bekommen, ist ohnehin schon hoch genug, wenn auch nur ein Elternteil belastet ist.

Zusammenhang zwischen Übergewicht und Asthma bronchiale?

In Amerika wurden einige Studien zu dieser Frage durchgeführt. Das übereinstimmende Ergebnis der Untersuchungen, bei denen der sogenannte Body-Maß-Index als Maßstab für die Bestimmung des Übergewichtes eingesetzt wurde, zeigte, dass übergewichtige Personen wesentlich häufiger an Asthma bronchiale erkrankten, als solche, deren Gewicht im Normalbereich lag. Eine konkrete Studie, die an der Harvard Medical School in Boston durchgeführt wurde, lieferte sogar eine exakte Zahl: Übergewichtige haben ein dreifach erhöhtes Risiko, an Asthma bronchiale zu erkranken. Nach der Frage »war zuerst das Huhn oder das Ei da« wurde ebenso geforscht. Laut dem Deutschen Allergiker- und Asthmabund bestand bisher immer die Annahme, das Übergewicht sei erst ein Resultat des Asthmas, da die betroffenen Patienten sich durch die Atemnot nicht mehr so viel bewegen könnten, wie sie es aus Zeiten vor ihrer Erkrankung kannten. Die Harvard Medical School kam jedoch zu der Erkenntnis, dass erst das Übergewicht das Asthma entstehen lasse. Die Begründung hierfür, so glaubt man, ist, dass durch das erhöhte Körpergewicht das Zwerchfell nach oben gedrängt und in Folge eine verminderte Ausdehnbarkeit der Lunge verursacht würde. In der Ausatmungsphase würden nun durch die größere Masse kleine Bronchien verschlossen, was dauerhaft eine bronchiale Überempfindlichkeit auslösen würde (Quelle: Deutscher Allergiker und Asthmabund).

Fettsäuren aus Fischöl gegen Asthma bronchiale?

In Australien, das Land, in dem die meisten Asthmatiker leben, wurden Zusammenhänge zwischen der Ernährung und Linderung von asthmatischen Beschwerden in groß angelegten Studien erforscht. Dabei wurde herausgefunden, dass Asthmapatienten, die dauerhaft fünf Portionen Gemüse pro Tag essen, tatsächlich eine Besserung ihrer Beschwerden erfahren. Ein ähnliches Phänomen zeigte sich bei Patienten, die häufig Fisch aßen. Verantwortlich hierfür, so glaubt man, seien die Omega-3-Fettsäuren, wie sie beispielsweise im Lachs reichlich vorkommen. Diese sollen über zahlreiche Stoffwechselwege entzündungshemmend wirken.

Kaffee bei Allergien und Asthma

Marcel Proust, der, wie eingangs bemerkt, zur Linderung seiner asthmatischen Beschwerden literweise Kaffee konsumierte, bekämpfte neben der Atemnot möglicherweise auch noch ein anderes Problem: die Allergie, die möglicherweise für seine Beschwerden verantwortlich waren. An der Wonkwang-Universität zeigte sich in Experimenten, dass das im Kaffee enthaltene Koffein die Histaminausschüttung zügelt. Histamin ist eine Substanz, die während einer allergischen Reaktion Juckreiz auslöst und eine Gewebsschwellung hervorruft. Aufgrund der Wirkung von Kaffee hofft man nun in weiteren Experimenten nachweisen zu können, dass Koffein bei alltäglichem Allergiegeschehen wirksam sein kann. (Quelle: Bild der Wissenschaft)

Komponenten des Asthmas

Wem die vorangegangenen Beschreibungen zu »medizinisch« waren, für den wird das Krankheitsbild Asthma hier noch einmal in wenigen Punkten zusammengefasst: Asthma bronchiale ist ein Krankheitsbild, dessen Beschwerden sich aus vielfachen Faktoren zusammensetzt. Letztlich sind alle Einzelfaktoren das Ergebnis der überempfindlichen Lunge, die um ein vielfaches stärker auf äußere Reize reagiert, als die Lunge eines »Nichtasthmatikers«.

Die verschiedenen Komponenten sind im einzelnen:

- Verkrampfung der Bronchialmuskeln Wassereinlagerung im Gewebe der Bronchien (sogenannte Ödeme, die man vielleicht von sich selbst kennt, wenn man zu lange gestanden und »dicke Beine« bekommen hat).
- Starke Schleimbildung in der Lunge
- Atembeschwerden

Um den Mechanismus des »Schlecht-Luft-Bekommens« besser verstehen zu können, bedient man sich einer Modellvorstellung.

Die gesunde Lunge

Man bläst einen Luftballon auf und lässt die Luft entweichen. Die Luft kann sowohl gut in den Ballon (die Lunge) einströmen und auch wieder gut entweichen.

Die asthmatische Lunge

Versucht man nun bei dem gleichen, noch aufgeblasenen Ballon die Luft entweichen zu lassen, drückt dabei aber die »Schniepe« fast ganz zusammen, so dass nur noch ein geringer Teil der Luft entweichen kann, hat man das ideale Modell einer asthmatischen Lunge: Die Lichtung ist verengt wie beim Asthmatiker, dessen Bronchien durch die verkrampften Muskeln, das Schleimhautödem und die vermehrte Schleimproduktion ebenfalls im Vergleich zu vorher wesentlich weniger Luft durchströmen lassen.

Symptome des Krankheitsbildes

Der aus dem griechischen stammende Begriff »Asthma« wird sinngemäß als »das schwere Atemholen« übersetzt. Eigentlich ist diese Definition falsch, da es sich bei der Erkrankung vor allem um die Problematik des Ausatmens handelt. Der Patient atmet während eines Asthmaanfalles verstärkt Luft ein, hat aber nicht die Kraft, sie gegen den erhöhten Atemwegswiderstand auszuatmen.

Im Asthmaanfall erscheint es dem Patienten, als könne er nicht genug Luft einatmen, außerdem klagt er meist über ein Engegefühl in der Brust und über starke Verschleimung. Oft geht dem Anfall ein Hustenattacke voraus, der den Patienten schließlich in die Atemnot führt. Meist treten die Anfälle mitten in der Nacht auf. Häufig erwacht der Patient erst, wenn die Atemnot schon recht ausgeprägt ist. Die Intensität eines Asthmaanfalles ist sehr variabel und reicht von geringer Atemnot und Kurzatmigkeit bis zum lebensbedrohlichen Status asthmaticus.

Leidet der Patient an einer leichten Atemnot, sind Atmung und Herzschlag meist etwas beschleunigt. Dieser Zustand wird von den meisten Patienten gut toleriert und kann therapeutisch problemlos behandelt werden. In diesem Stadium können als Frühwarnzeichen bereits bläulich verfärbte Fingernägel auftreten.

Bei schwereren Anfällen sind als Ausdruck der schweren Einengung der Bronchien brummende und pfeifende Atemgeräusche zu hören. Meist sitzt der Patient aufrecht und stützt sich auf den Armen ab. Dies wird als »Orthopnoe« bezeichnet. Im schwersten Stadium färbt sich die Haut bläulich. In diesem Stadium kann das Symptom der »Silent lung« auftreten, welches die Gefahr der Fehleinschätzung des Zustandes in sich birgt. Hierbei sind durch ausgeprägte Schleimverlegung und Verkrampfung der Atemwege kaum noch Atemgeräusche hörbar. Dieser Zustand kann unbehandelt lebensbedrohlich werden.

6 Diagnose

Klinische Diagnostik

Zur klinischen Diagnostik richtet sich der Arzt nach den Symptomen, die der Patient zeigt. Dazu gehören Befunde wie Husten, Atemnot und Atemfrequenz. Wegweisend können aber auch die Ergebnisse von Blut- und Sputumuntersuchungen sowie allergologischer Tests sein.

Spezielle Allergietests

Zum genauen Nachweis von Überempfindlichkeiten stehen verschiedene Tests zu Verfügung. Die Hauttests basieren auf dem Prinzip, den fraglich allergieauslösenden Stoff auf die Haut aufzutragen. Reaktionen, die eine Allergie anzeigen, sind Rötung, Juckreiz und Quaddelbildung.

Beim »Pricktest« wird ein Allergenkonzentrat auf die mit einer Lanzette eingeritzten Haut aufgetragen. Der Epikutantest ist ein ebenfalls recht genauer Nachweis für Allergene, hierbei werden die Substanzen auf die intakte Haut aufgetragen, aber mit einem Pflaster bedeckt und mindestens 24, oft auch für 48 Stunden dort belassen. Ein noch genaueres Verfahren ist der RAST-Test (Radio-Allergo-Sorbent-Test), bei dem im Blut des Patienten spezielle Antikörper gegen bestimmte Allergene ermittelt werden können.

Blutgasanalyse

Im akuten Asthmaanfall ist die Blutgasanalyse ein sinnvolles Diagnostikum. Es wird eine Blutprobe aus dem Ohrläppchen entnommen. Ermittelt werden kann die Sauerstoffversorgung und die Kohlendioxidbelastung, sowie der Säure-Basen-Haushalt des Patienten.

Pulsoxymetrie

Hierbei erhält der Patient einen Sensor an den Finger oder das Ohrläppchen geklippt. Mittels einer Lichtanalysen können die Sauerstoffversorgung im Blut und die Pulsfrequenz ermittelt werden. Der Vorteil der Pulsoxymetrie ist, dass sie ohne eine Verletzung der Haut durchzuführen ist und sie vor allem auch im häuslichen Bereich (z. B. durch den Notarzt) eingesetzt werden kann.

Apparative Lungenfunktionsdiagnostik

Neben der körperlichen Untersuchung bietet die moderne Medizintechnik wertvolle Hilfsmittel zur genauen Diagnostik und objektiven Beurteilung über den Zustand des Patienten und den Erfolg der Therapie.

Bodyplethysmograpie

Mit diesem Untersuchungsverfahren lässt sich der Atemwegswiderstand, der sich vergrößert, wenn die Lunge verengt ist, ermitteln. Zur Erinnerung: Das Strohhalm-Experiment. Es ist einfach, durch einen weiten Strohhalm auszuatmen, nicht aber durch einen sehr engen Strohhalm.

Vom Prinzip her errechnet sich der Atemwiderstand aus der Differenz des Strömungswiderstandes zwischen Mund und Lungenbläschen. In einem Volumen-Druck-Diagramm werden gleichzeitig der Atemfluss und der Kammerdruck aufgezeichnet. Vereinfacht gesagt, lässt sich

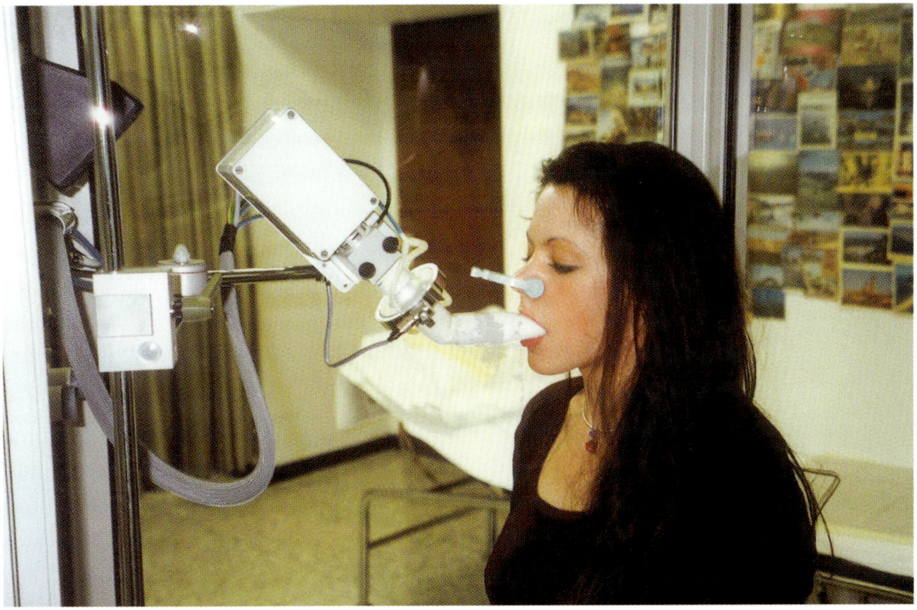

Abbildung 5: Lungenfunktionstest.

mit der Bodyplethysmographie erkennen, ob und wie stark die Lunge überbläht ist.

Peak-Flow

Der Peak-Flow ist eine einfache und vergleichsweise kostengünstige Methode, bei der der Patient in der Praxis, aber auch zu Hause schnell und objektiv seinen Zustand beurteilen kann. Dabei atmet der Patient tief ein und atmet so schnell wie möglich (»Atemstoß«) in des Peak-Flow-Meter aus. Die ermittelte Atemstromstärke lässt sich mit genormten Tabellen vergleichen. Aus den Werten lässt sich schließlich recht genau feststellen, wie stark eine eventuelle Verengung der Atemwege ist. Die ermittelten Werte kann der Patient protokollieren, so dass der Arzt bei zuverlässiger Mitarbeit einen kontinuierlichen Überblick über das Befinden des Patienten hat. Es existieren vorgedruckte Peak-Flow-Protokolle, auf denen der Patient zusätzlich eingenommene Medikamente oder Änderungen in seinem subjektiven Befinden notieren kann. Als allgemeines Beurteilungskriterium gilt, dass Tagesschwankungen deutlich über 20 % für ein schlecht therapiertes Asthma sprechen.

Die Peak-Flow-Messung

So wie man den richtigen Gebrauch eines Dosieraerosols erlernen muss, muss man wissen, wie das Peak-Flow-Meter richtig eingesetzt wird, um keine falschen Werte zu ermitteln. Stellen Sie sich das Peak-Flow-Gerät wie eine Trillerpfeife vor. In eine solche muss man auch mit aller Kraft hineinpusten, um einen ordentlichen Ton zu erhalten. Sie holen tief Luft, umschließen das Mundstück mit den

Lippen und pusten kräftig hinein. Dabei ist es nicht wichtig, lange auszuatmen, sondern man sollte vielmehr seine ganze Kraft auf einen einmaligen »Spitzenstoß« legen. Von den Ärzten wird empfohlen, jeweils vor und nach der Inhalation mit einem Dosieraerosol eine Messung durchzuführen. Wem dies zu lästig ist, der misst einfach immer vor den Inhalationen und vermerkt dies in seinem Protokoll.

Modell eines Peak-Flow-Protokolls

Peak-Flow-Protokolle sind eine hervorragende Einrichtung zur Überprüfung des aktuellen Befindens und zur Orientierung vergangener Zustände. Hat man die Geduld, ein solches Protokoll über Monate zu führen, kann man vielleicht sogar Tendenzen der Krankheit erkennen, beispielsweise durch schlechtere Werte im Winter. Ich weiß, dass die regelmäßigen Messungen mitunter einfach lästig werden, aber nach einer gewissen Zeit hat man selbst gelernt, wie man seinen Zustand einzuschätzen hat.

Spirometrie

Die Spirometrie ist ein Atemgerät zur Untersuchung der Lungenfunktion, die jeder Asthmatiker sicher aus eigener Erfahrung kennt. Prinzip des Spirometers ist es, die wechselnden Lungenvolumina in Abhängigkeit von der Zeit zu messen. Während der Spirometrie sitzt der Betroffene vor dem Gerät und trägt eine Nasenklammer, damit auch der kleinste, durch den Mund ausgeatmete, Luftstrom durch das Gerät erfasst wird.

Name:

Eingenommene Medikamente:

1. Dauermedikation:...

2. Zusätzlich eingenommene Medikamente:
   (Diese können in der Tabelle beispielsweise mit dem Symbol ★ angemerkt werden. An einem solchen Hinweis können Sie und Ihr Arzt erkennen, wann Sie zusätzliche Medikamente benötigt haben).

Ihr persönlicher Bestwert: _________ (in ml/min)
alle Werte in diesem Bereich signalisieren Ihnen: alles ist okay!

Ihr schlechtester Wert: ___________ (ml/min)
Die genauere Definition dieses Bereiches muss mit dem Arzt abgesprochen werden. Der Arzt kann Ihnen bereits im Vorfeld sagen, ab welchen Wert Sie aufmerksam werden und selbst möglicherweise die Therapie intensivieren müssen. Werte in auch nur annährend diesem Bereich sollten Sie veranlassen, ein wenig auf Ihren Körper zu lauschen.

Peak-Flow-Wert							
950							
850							
800							
750							
600							
550							
500							
450							
400							
350							
300							
250							
200							
150							
100							
Uhrzeit							
Datum	Mo	Di	Mi	Do	Fr	Sa	So

Abbildung 6: Peak-Flow Protokoll.

7 Lungenvolumen

Das Lungenvolumen, die Luft, mit der Lunge gefüllt ist, befindet sich in einem ständigem Wechsel. Während jeder Einatmung vergrößert sich die Luftmenge in der Lunge um den Betrag der eingeatmeten Luft, des Atemzugvolumens. In umgekehrter Richtung nimmt das Lungenvolumen während der Ausatmung ab, das Lungenvolumen verkleinert sich. Die Volumina können willkürlich vom Patienten verändert werden, beispielsweise durch eine verstärkte Ein- oder Ausatmung. Dieses sogenannte mobilisierbare Lungenvolumen lässt sich mittels der Spirometrie messen und kann wertvolle diagnostische Hinweise auf krankhafte Veränderungen geben. Jeder, der schon einmal einen Blick auf seine Lungenfunktionswerte hat werfen können, hat vermutlich lediglich unverständliche Kürzel entdeckt. Diese Kürzel, vom Mediziner auch als Lungenfunktionsparameter bezeichnet, werden im folgenden etwas genauer beschrieben. Gewisse Fachworte lassen sich hierbei nicht ganz vermeiden, da sonst der Bezug zu einem Befund aus der Spirometrie fehlt.

Parameter des mobilisierbaren Lungenvolumens:

VT = Atemzugvolumen, die Menge an Luft, die pro Atemzug ein- und ausgeatmet werden kann. Im Alltag entspricht das der Menge Luft, die Sie fortlaufend ein- und ausatmen.

VC = expiratorische Vitalkapazität, entspricht dem Volumen von maximaler Ausatmung bis maximale Einatmung, auch maximales Atemzugvolumen.

ERV = expiratorisches Reservevolumen, das Volumen, das nach einer normalen Ausatmung zusätzlich ausgeatmet werden kann.

IRV = inspiratorisches Reservevolumen, das Volumen, das nach einer normaler Einatmung zusätzlich eingeatmet werden kann.

FEV_1 = forciertes expiratorisches Volumen in einer Sekunde. Dies ist ein hilfreicher Parameter zur Erkennung einer Obstruktion, da dieser Test vom Probanden kaum fehlerhaft ausgeführt werden kann. Dieser Test zur Ermittlung der Einsekundenkapazität wird auch als Tiffaneau-Test bezeichnet.

PEF = expiratorischer Spitzenfluss, entspricht dem Peak-Flow.

Um die Lunge vor einem Kollaps zu schützen, verbleibt immer, auch wenn man intensiv bemüht ist, alle Luft auszuatmen, ein Anteil an Restluft in der Lunge zurück. Diese Restluft wird als Residualvolumen bezeichnet und beträgt normalerweise rund 1,5 l, kann aber im Asthmaanfall durch Überblähung der Lunge um ein Vielfaches zunehmen. Da das Residualvolumen nicht mobilisiert werden kann, kann es auch nicht im Spirometer erfasst werden. Um dennoch das Volumen zu ermitteln, wird die Fremdgasverdünnungsmethode angewandt. Zu diesem Zweck atmet der Patient eine bestimmte Menge eines reaktionsträgen Gases ein und atmet in einen volumendefinierten Raum wieder aus. Durch die veränderte Konzentration des Fremdgases kann nun auf das Residualvolumen geschlossen werden.

Patientenschule »Lungenfunktion«

Die oben beschriebenen Werte des »mobilisierbaren Lungenvolumens« kann der erfahrene Arzt entweder direkt oder auch durch Berechnungen aus der Lungenfunktion ablesen. Was aber, wenn man selbst irritiert auf einen Ausdruck der Lungenfunktion blickt und verzweifelt nach einer Aussage darin sucht?

Als kleine Hilfe werden in Abbildung 7 und 8 Lungenfunktionen gezeigt und anhand derer einige Werte erklärt. Kein Asthmatiker muss sämtliche Werte erkennen können, allerdings ist es sinnvoll, sich zumindest einige Eckdaten einzuprägen. Auf diese Weise lässt sich der eigenen Gesundheitszustand aus dem Test ablesen.

Punkt A

ist der Beginn der Lungenfunktion. Hier erhält der Patient die Aufforderung, tief einzuatmen.

An Punkt B

angelangt wird der Patient aufgefordert, so viel Luft und so lange wie möglich auszuatmen.

Die gepunktete, größere Kurve stellt eine normale Lungenfunktion dar, wie sie von einer durchschnittlichen jungen Frau geleistet werden kann. Aber auch ein gut eingestellter Asthmatiker ist in der Lage, solche Spitzenwerte zu erbringen.

Betrachtet man die zweite, kleinere Kurve und sieht die große Kurve als Sollwert an, erkennt man eine typische Charakteristik eines sehr schweren Asthmaanfalls. Kennzeichnend hierfür ist zu einem die viel kleinere Kurve, die das bewegte Volumen angibt. Außerdem zeigt die Kurve nach dem Maximum der Einatmung einen kleinen »Durchhänger« der ebenso auf eine erschwerte Ausatmung hinweist.

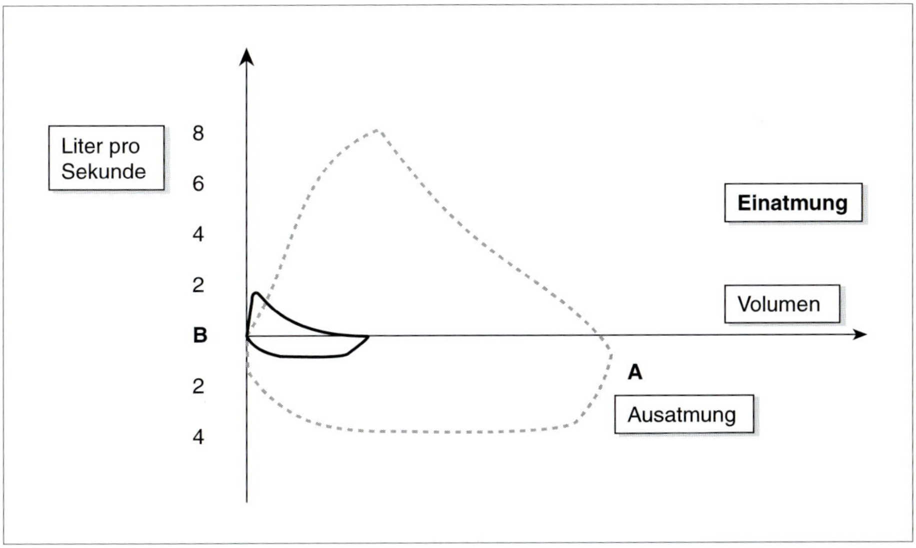

Abbildung 7: Spirometrie: Beispiel einer Fluss-Volumenkurve

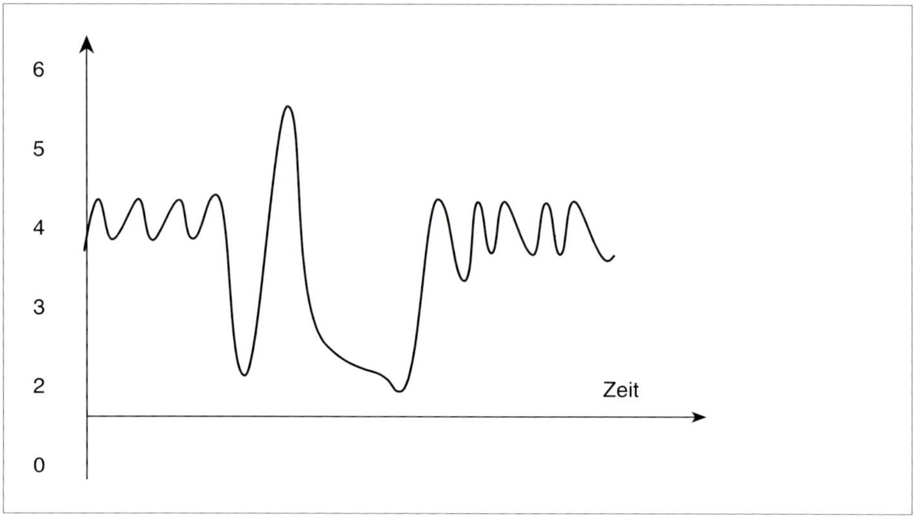

Abbildung 8: Tiffaneau-Test

Tiffaneau-Test

Dieser Test ist die Methode schlechthin, um eine Verengung der Atemwege erkennen zu können. Zu diesem Zweck atmet der Patient tief ein, hält kurz die Luft an, und atmet schließlich mit aller Kraft die Luft so schnell wie möglich aus. Nach einer Sekunde wird gemessen, wie schnell der Atem die Lunge verlässt. Bei einem Patienten mit Asthma, insbesondere bei dem, der in diesem Moment unter Atemnot leidet, sinkt der Wert unter ein vielfaches des normalen Prozentsatzes ab. Warum?

Wie dargestellt hat der Asthmatiker Probleme, aufgrund der verkrampften Bronchialmuskulatur, die Luft aus seiner Lunge vollständig auszuatmen, respektive dafür mehr Kraft aufzuwenden und eine längere Zeit dafür zu benötigen. Da das Gerät die Geschwindigkeit des Atemflusses messen kann, ist es optimal für den Nachweis einer Obstruktion, der Verengung der Atemwege.

Broncho-Dilatationstest

Mit diesem Test lässt sich recht genau erfassen, wie gut der Patient auf sein schnellwirkendes Spray anspricht. Optimale Ergebnisse liefert er nach einer vorausgehenden Belastung, Wenig sinnvoll aber, wenn der Patient ohnehin schon seine persönlichen Bestwerte in der Spirometrie zeigt. Ebenso aussagekräftig ist der Test, wenn der Patient gerade am Morgen erwacht ist, da in dieser Zeit meist ein schlechterer Wert vorliegt, als zu einer anderen Tageszeit. Die Durchführung des Testes erfolgt einmal, ohne dass der Patient eine atemwegserweiternde Substanz inhaliert hat. Anschließend inhaliert er mit einem Dosieraerosol. Nach einer Wartezeit von ca. 10 Minuten führt der Patient erneut eine Lungenfunktion durch. Als positives Ergebnis wird gewertet, wenn sich der FEV1, die maximale Atemstärke in einer Sekunde, im Vergleich zu vorher um über 15 % gebessert hat.

8 Therapie des Asthma bronchiale

Etwas Statistik

1999 wurde ermittelt, dass die rund vier Millionen Asthmatiker in Deutschland pro Jahr rund 25,5 Milliarden Euro Kosten verursachen. Pro Kopf erhält man ein statistisches Mittel von rund 650 Euro im Jahr. Durch eine angemessene Therapie könnten diese Ausgaben gesenkt werden. Wie sich herausstellte, sind offenbar nicht die Medikamente die Ursache für die Kostenexplosion, ihr Anteil an den Gesamtausgaben im Gesundheitswesen beträgt lediglich rund zehn Prozent. Es zeigte sich, dass 80 % der stationären Krankenhausaufenthalte durch ein besseres Therapiekonzept vermieden werden könnten. Anscheinend mangelt es bereits an einfacher Grundtherapie – lediglich zwölf Prozent der Asthmatiker wurden 1999 in Deutschland mit einer entzündungshemmenden Substanz, im Sinne von inhalativem Kortison behandelt. Hinzu kommt, dass die allgemeine Bereitwilligkeit bezüglich der regelmäßigen Anwendung der inhalativen Kortisone sehr begrenzt ist. Ein Problem ist sicher auch die Kortisonangst, weil dem Patienten kein therapeutischer Nutzen deutlich wird.

Asthma bronchiale in der Medizin-Geschichte

Im zweiten Jahrhundert vor Christus beschrieb der griechische Arzt Aretaios, Anhänger der »pneumatischen Schule«, einen Zusammenhang zwischen anfallsweise auftretender Atemnot und körperlicher Belastung. Viele Jahrhunderte später, 1618, trug der englische Physiologe William Harvey erstmals seine Theorien über den großen Blutkreislauf in Frankfurt vor, was einen entscheidenden Fortschritt in der Medizin bedeutete. Einige Jahre später publizierte er sein Werk als »Exercitatio anatomica de motu cordis et sanguis in animalibus«, in dem über die neusten Erkenntnissen der Anatomie und Physiologie informiert wurde. Marcello Malphigi setzte schließlich durch einen Nachweis der Lungenkapillaren den Schlussstein und den endgültigen Beweis, dass es diesen »Kreislauf« wirklich gibt. Zahlreiche Ungläubige bezeichneten diese Erkenntnisse als »unsinnig«.

Ende des 17. Jahrhunderts wurde durch Robert Hook die Lungenphysiologie weiter erforscht. Er konnte beweisen, dass durch die Atmung Sauerstoff in das Blut der Lungenkapillaren aufgenommen wird. Ende des 17. Jahrhunderts berichtete der britische Arzt Floyer konkret über das Anstrengungsasthma. Objektive Messmethoden im Sinne eines Lungenfunktionstestes wurden 1946 von Herxheimer entwickelt und konnten schließlich bei Asthmatikern tatsächlich eine eingeschränkte Leistungsfähigkeit der Lunge nachweisen.

Die Behandlung des Asthmas in den 50er Jahren

In seinem Buch »Die gesunde Familie« beschrieb Professor Dr. med. Wilhelm Heupke 1955, zu jener Zeit Chefarzt eines Hospitals in Frankfurt, die damalig gültigen und als modern geltenden Erkenntnisse in der Therapie des Asthma bronchiale.

Naturheilkundliche Aspekte waren bereits damals beliebt. Dr. Heupke empfahl, im Anfall den Brustkorb in heiße Wickel mit schwarzem Senfmehl einzuschlagen. Zur Inhalation wurde eine Zubereitung aus Stechapfelblättern, Salbeiblättern, Kampfer-Benzoe-Tinktur und Salpeter empfohlen. Diese Mixtur, die man als das Urmodell eines Dosieraerosols ansehen kann, wurde in der Apotheke hergestellt. Ein Teelöffel davon war anzuzünden, der qualmende Rauch zu inhalieren. In der »modernen« Medizin der 50er Jahre gab es vereinzelt schon den Vorläufer des heutigen Dosieraerosols – den »Taschenzerstäuber«, der in der Art alter Parfümzerstäuber mit einem Gummiball zum Zusammendrücken funktionierte.

Es gab aber auch bereits Substanzen, die noch heute eingesetzt werden, unter anderem das Theophyllin, das als »intravenöse Einspritzung« zum Einsatz kam. Die operative Entfernung zahlreicher Nervenbündel konnte hingegen schon in den 50er Jahren nicht mehr empfohlen werden, ebenso die fragwürdige Therapie mit Röntgenstrahlen. Das »nervöse Asthma«, also dieses mit psychischer Beteiligung, wurde mit zahlreichen Substanzen aus der Naturheilkunde und mit Tees behandelt. Weder pharmakologisch wirksame Substanzen, noch psychische Unterstützung wurde diesen bedauernswerten Patienten empfohlen, wohl aber das »Elektrisieren des Brustkorbes«. Es ist sogar anzunehmen, dass diese Therapie half, vermutlich war die Wirksamkeit aber eher auf die Angst einer erneuten Behandlung zurückzuführen.

Therapiemöglichkeiten

Die Indikation für eine medikamentöse Therapie beim Asthmatiker stellt immer ein mit der Lungenheilkunde vertrauter Arzt. Sie wird eingeleitet, sobald der Patientin regelmäßigen Abständen unter Anfällen von Atemnot leidet und sich in seinem Leben beeinträchtigt fühlt. Oberstes Ziel der Therapie ist es, dem Patient ein nahezu beschwerdefreies Leben zu ermöglichen.

Die Behandlung mit Medikamenten, spielt in der Therapie des Asthma bronchiale eine entscheidende Rolle. Je nach Schweregrad müssen unterschiedliche Wirkgruppen eingesetzt werden. Bronchodilatatoren, Medikamente, die die Bronchien erweitern, wirken unter anderem stimulierend auf das Nervensystem ein und entspannen dadurch die Bronchialmuskulatur. Zu dieser Gruppe gehören die Beta-2-Sympatomimetika. Ein anderes Wirkprinzip mit ähnlichem Therapieerfolg sind die Parasympatholythika. Diese wirken hemmend auf die Aktivität des Parasympathikus, wodurch ebenso eine Erweiterung der Bronchien erfolgt.

Bei allergisch belasteten Patienten sind Mastzellenstabilisatoren von hohem therapeutischen Erfolg. Diese verhindern ein übermäßiges Ausschütten von bronchokonstriktorisch wirksamen Substanzen.

Medikamente zur Schleimlösung (Sekretolytika), können bei stark verschleimten Patienten das Abhusten erleichtern. Allerdings ist es fraglich, ob die Wirkung nicht auch durch Steigerung der Trinkmenge erreicht werden kann. Eine gesteigerte Trinkmenge kann andererseits eine weitere Belastung für den Asthmapatienten darstellen, da selbst der Vorgang der Flüssigkeitsaufnahme während der Atemnot sehr anstrengend sein kann.

Um der Entzündung in den Bronchien entgegenzuwirken, werden Kortisone (Glukokortikoide), eingesetzt. Hierbei gibt es verschiedene Anwendungsformen. Als Grundtherapie gibt es glukokortikoidhaltige Dosieraerosole, die für den Patienten einfach anzuwenden sind und die ihn, sofern er die regelmäßige Anwendung einhält, wirksam vor Entzündungen des Bronchialsystemes schützt. Zu beachten ist, dass die Wirkung erst nach rund einer Woche einsetzt und lediglich die regelmäßige Inhalation einen effektiven Schutz vor Entzündungen bietet. Ein weiterer Einsatz der Glukokortikoide findet sich in der systemischen Anwendung, das heißt eine Therapie, bei der das Medikament geschluckt oder gespritzt wird.

Weiterhin werden noch Theophyllinpräparate eingesetzt. Diese wirken ebenso bronchialerweiternd wie die meisten Dosieraerosole. Allerdings wird Theophyllin als Tablette geschluckt und nicht inhaliert. Neuere Studien haben darüber hinaus gezeigt, dass Theophylline die Produktion und Aktivierung von Entzündungszellen hemmen und damit die bronchiale Überempfindlichkeit reduzieren können

Ursächliche und symptomatische Behandlung

Die ursächliche, kausale Therapie hat das Ziel, nicht die Symptome zu behandeln, sondern im Vorfeld die Auslöser so weit einzuschränken, dass es erst gar nicht zu einem Ausbrechen der Asthmaanfälle kommt. Zu den Therapieformen der ursächlichen Therapie gehören im einzelnen:

Karenzmaßnahmen im Sinne der Ausschaltung auslösender Faktoren (»Triggerfaktoren«). Diese bestehen in Aufenthalten an der See oder im Hochgebirge jenseits der Pollengrenze, ab ca. 1500 m über dem Meeresspiegel. Während solcher Aufenthalte kommt es häufig zu einer ausgesprochenen Verbesserung des Asthmas und manchmal kann der Aufenthalt in dem allergenarmen Klima auch die Überaktivität der Lunge dauerhaft verbessern.

Neue Forschungen zielen sogar darauf ab, dass auch ein nichtallergisches Asthma von einer Klimatherapie profitieren kann. Dies berichtete Prof. Dr. med. U. Hüttemann von der Universitätsklinik Göttingen. Er forschte über die Wirkung von Aufenthalten in ehemaligen Stollen. Bei diesen Aufenthalten würden nicht nur Allergenkontakte vermieden, sondern auch »Viren, Stäube und Umweltgifte seien unter Tage weniger vorhanden«. Umgekehrt zeige die »Höhlenluft« einen hohen Gehalt an mineralischen Aerosolen. Als Effekt eines Aufenthaltes unter Tage ergäben sich in den meisten Fällen eine Reduktion der bronchialen Überempfindlichkeit und eine »Förderung der Selbstreinigung der Lunge«.

Hyposensibilisierung

Die Hyposensibilisierung setzt sich das Ziel, die allergische Neigung des Körpers gegen einen bestimmten Stoff herabzusetzen bis hin zu völliger Aufhebung einer spezifischen allergischen Reaktionsbereitschaft. Die Hyposensibilisierung erfolgt durch regelmäßige Injektionen eines stark verdünnten Allergens unter die Haut. Über einen längeren Zeitraum wird die Allergenkonzentration immer weiter gesteigert, um die Bildung von spezifischen Antikörpern zu provozieren. Die Hyposensibilisierung ist meist erfolgreich, allerdings muss vom Patienten recht viel Zeit für die Behandlung geopfert werden, da die Steigerung der Allergenkonzentration nur sehr langsam erfolgen darf. Außerdem muss der Patient nach der Therapie mindestens noch eine halbe Stunde in der Praxis verbleiben, um das Auftreten einer möglichen Überempfindlichkeitsreaktion auf das gespritzte Allergen rasch und ausreichend zu therapieren.

Symptomatische Behandlung

Die symptomatische Therapieform beschäftigt sich damit, die Beschwerden des Patienten zu unterdrücken, oder zumindest auf einem gleichmäßigen Niveau zu halten, so dass ein normales Leben geführt werden kann.

Diese Form der Therapie kann auf verschiedenen Wegen beschritten werden. Sie kann sowohl eine Unterdrückung der Entzündung und in der Senkung der bronchialen Überempfindlichkeit verursachen, als auch den Bronchialkrampfes der Atemmuskulatur unterdrücken oder lösen.

Stufentherapie des erwachsenen Asthmatikers

Im folgenden ist die Stufentherapie für Erwachsenen anhand der Empfehlungen der Deutschen Atemwegsliga dargestellt: Sprachlich werden die Medikamente eingeteilt in »Reliever«, die Bedarfsmedikation, und in »Controller«, die Dauertherapie. Die Dauertherapie besteht aus Medikamenten, die regelmäßig eingenommen oder inhaliert werden. Diese »Controller« sorgen ständig dafür, dass die Lunge vor äußeren Reizen gut geschützt ist und eine Atemnot nicht entstehen kann. Setzt sich der Patient außergewöhnlichen Belastungen aus, wie zum Beispiel beim Sport, bietet die Dauertherapie keinen ausreichenden Schutz. In diesem Fall wird die Atemnot mit »Relievern« behandelt, deren Wirkung schnell einsetzt und die Atemnot beseitigt.

Der **Schweregrad Stufe eins** wird mit Relievern im Form von inhalativen Betamimetika-bronchialerweiternden – Dosieraerosolen, behandelt, eine Dauermedikation muss nicht angesetzt werden.

In der **Stufe zwei** erhält der Patient zusätzlich zu seinem Betamimetikum ein inhalatives Glukokortikoid.

Die Therapie der **Stufe drei** wird zusätzlich noch durch ein orales Theophyllin ergänzt.

Die Patientengruppe der **Stufe vier** muss zusätzlich noch Kortisontabletten einnehmen.

9 Medikamente in der Therapie des Asthma bronchiale

Die folgenden Ausführungen über die Medikamente sollten nicht unbedingt als Abendlektüre dienen, sondern fallen unter den Abschnitt, in dem man nachschlagen kann, was die eigene Therapie betrifft. Vielleicht kann man sich auch über Dinge informieren, die aus den Beipackzetteln nicht hervorgehen. Aus diesen Gründen ist die Anordnung auch an die eines Beipackzettels angelehnt, damit es leichter fällt, das betreffende Stichwort zu finden.

Die Beschreibungen sollen in erster Linie den Patienten über die Medikamente informieren. Unter keinen Umständen darf der Patient die für ihn vorgeschriebene Therapie in eigener Regie verändern, weil er beispielsweise Nebenwirkungen befürchtet. Solche Ängste sind immer mit dem behandelnden Arzt zu besprechen, der Wirkungen noch genauer erklären und mit dem eventuell eine andere Therapie besprochen werden kann. Die Präparatebeispiele stellen jeweils nur einen Auszug aus einem großem Angebot dar. Das Kriterium zur Auswahl bestand in den Medikamenten, mit denen ich selbst Erfahrung habe.

Bronchospasmolytika

Medikamente, die die Verkrampfung der Atemwege lösen

Theophyllin

Theophyllin gehört chemisch in die Gruppe der Methylxantine und ist strukturverwandt mit Koffein, dem Wirkstoff des Kaffees.

Anwendungsgebiete

Theophyllin wird eingesetzt zur Prophylaxe und Therapie bei eingeengten Atemwegen aufgrund einer chronisch obstruktiven Atemwegserkrankungen, zum Beispiel obstruktive Bronchitis und Asthma bronchiale.

Gegenanzeigen

Nicht eingesetzt werden darf Theophyllin nach einem kürzlich ereigneten Herzinfarkt und akuter tachykarder Arrhythmie. Vorsicht ist weiterhin geboten bei Leber- und Nierenfunktionsstörungen, Überfunktion der Schilddrüse, Epilepsie, Magen-Darm-geschwüren und schwerem Bluthochdruck.

Anwendung in der Schwangerschaft

Während der Schwangerschaft besteht eine strenge Indikation für Theophyllin, da es ungehindert über den Mutterkuchen in den kindlichen Kreislauf gelangt.

Nebenwirkung

Die therapeutische Spiegel für Theophyllin liegt zwischen 10 und 20 Mikrogramm pro Milliliter (µg/ml). Krampfanfälle und gastrointestinale Blutungen sind bei Überdosierungen mit Plasmawerten über 25 Mikrogramm beobachtet worden.

Wechselwirkung

Betasympathomimetika (z. B. Bronchospasmin®, Berotec®) können die Wirkung von Theophyllin verstärken, ebenso Substanzen, oder Genussmittel, die Koffein enthalten. Einige Schlafmittel und Medikamente gegen Krampfleiden erniedrigen den Theophyllinspiegel, so dass eine höhere Theophyllindosis gewählt werden muss. Orale Kontrazeptiva (»Pille«) und einige Antibiotika erhöhen die Theophyllinspiegel, so dass eine Dosisanpassung nach unten erfolgen sollte.

Dosierung

Die Dosierung erfolgt individuell nach Körpergewicht, dabei sind jeweils die Normalgewichte einzusetzen, da Theophyllin nicht ins Fettgewebe übergeht. Als ungefähre Richtlinie gilt für Erwachsene eine Dosierung von 5–7 mg Theophyllin pro kg Körpergewicht. Für Kinder und Raucher muss diese Dosierung relativ höher pro kg Körpergewicht liegen, da im Fall der Raucher Theophyllin schneller verstoffwechselt wird.

Präparatebeispiele

Theophyllin-ratiopharm® retard, Pulmidur®, Solosin®, Afonilum, Bronchoretard®, Uniphyllin®.

Besonderheiten
Für die Notfalltherapie zu Hause stehen theophyllinhaltige Tropfen (z. B. Solosin®), Brausetabletten (z. B. Euphyllong quick 200®) und Zäpfchen (z. B. Euphyllong Kinderzäpfchen 50®) zur Verfügung. Manche Injektionslösungen (z. B. Bronchoparat Lösung®) sind auch als Trinkampulle einzusetzen, die man bis zum Eintreffen des Notarztes trinken kann.
Allerdings muss der Patient bezüglich der (Neben-) Wirkungen hinreichend geschult sein und muss wissen, dass die Lösung als Notfalltherapie gedacht ist und nicht jede kleine Atemnot damit behandelt werden sollte.
Pharmakologische Eigenschaften des Theophyllins sind in extra- und intrapulmonale Eigenschaften zu unterteilen, das heißt, Wirkungen, die direkt in der Lunge stattfinden und Wirkungen, die sich außerhalb der Lunge manifestieren. Zu den intrapulmonalen Eigenschaften des Theophyllins gehören die Erschlaffung der glatten Bronchialmuskulatur und die Hemmung der Entzündungszellen. Weiterhin wird die Zwerchfellkontraktionen verstärkt, dadurch gelingt dem Patienten eine effektivere Atmung.
Die extrapulmonalen Eigenschaften verursachen eine Verminderung des Atemnotgefühls, eine generelle Erschlaffung der glatten Muskulatur, eine Erhöhung des Herzschlagfrequenz und eine Erhöhung der Herzkraft. Wirkungen bei Überdosierungen des Theophyllins sind bei akuter Vergiftung Beschwerden im Magen-Darm-Trakt im Sinne von Übelkeit, Erbrechen, Magenschmerzen und Durchfall. Im Nervensystem führt Theophyllin in zu hoher Konzentration zu erhöhter Erregbarkeit, Kopfschmerzen, Schlaflosigkeit und Schwindel. Chronische Vergiftungserscheinungen sind bisher nicht beobachtet worden.

Betasympathomimetika

Medikamente zur Erweiterung der Bronchien

Aus der Reihe der Betasympathomimetika stehen zahlreiche Substanzen zur Verfügung, von denen aus Platzgründen exemplarisch die Substanz Fenoterol erläutert werden soll. Vom Wirkprinzip unterscheidet man kurz- und langfristige Betasympathomimetika, die jeweils unter dem Abschnitt »Beispiele« gekennzeichnet sind. Betasympathomimetika sind in Dosieraerosolen in Tablettenform und als Injektionslösungen verfügbar.

Wirkung
Die Wirksamkeit der Betasympathomimetika erfolgt über ihren Angriff an den speziellen Rezeptoren, die besonders zahlreich in der Lunge vorkommen. Durch Stimulation dieser Rezeptoren kommt es zu einer Erweiterung der Bronchien.

Anwendungsgebiete
Betasympathomimetika werden zur Behandlung von Asthmaanfällen, aber auch zur Vorbeugung des belastungsinduzierten Anstrengungsasthma eingesetzt.

Anwendung in der Schwangerschaft
Manche Substanzen können zwar der Schwangeren helfen, aber dafür das Kind in vielfacher Hinsicht beeinträchtigen. Während der ganzen Schwangerschaft sollten die inhalativen Betamimetika bevorzugt werden. Gegen Ende der Geburt sollte der Einsatz sparsam erfolgen, da die Substanz wehenhemmend wirkt. In der Stillzeit sollte ebenso nach Möglichkeit die Inhalation gewählt werden.

Nebenwirkung
Grundsätzlich gilt, dass die Nebenwirkungen der Betamimetika am stärksten bei intravenöser Anwendung auftreten. Dies sind Zittern, Unruhegefühl, Blutdrucksteigerung, Herzklopfen, Kopfschmerzen.

Wechselwirkung
Wechselwirkungen kommen zustande, wenn der Patient noch weitere Medikamente einnimmt und es zu unerwünschten Reaktionen zwischen den einzelnen Substanzen kommt. Im besonderen gilt dies im Zusammenhang mit Theophyllin, Wirkung und Nebenwirkung treten verstärkt auf.

Dosierung
Die Dosierung hängt stark vom Patienten ab und wird daher vom Arzt individuell festgelegt. Allgemein wird vorgeschlagen, zur Prophylaxe und Therapie eines beginnenden Asthmaanfalles einen Sprühstoß zu inhalieren.

Präparatebeispiele
Betasympathomimetika für den Vernebler: Salbutamol ratiopharm® N, Sultanol Fertiginhalat®, inhalative Betasympathomimetika (kurzfristig wirksam): Dosieraerosol: Aerodur Turbohaler®, Aeromax Dosieraerosol®, langfristig wirksame Betasympathomimetika: Oxis Turbohaler®, Foradil®.
Betasympathomimetika in Tabletten- oder Kapselform: Apsomol®, Bambec®, Loftan®, Volmac®, Asthmoprotect®, Atenos®
Tropfen oder Lösungen zum Einnehmen: Salbutamol ratiopharm® Inhalationslösung, Asthmalitan®, Brelomax®, Bricanyl®. Injektionslösungen: SalbulAir®, Bronchospasmin®.

Besonderheiten
Eine Substanz, die zur Zeit in Deutschland im Hinblick auf die Asthmatherapie noch nicht sehr verbreitet ist, ist der Wirkstoff Epinephrin, der auch unter die Gruppe der Sympathomimetika fällt. In Amerika steht eine Substanz mit der Bezeichnung »Primatene Mist MediHaler®« zu Verfügung, die über die internationale Apotheke bezogen werden kann. Es sei betont, dass es sich bei dem Medikament ausdrücklich nicht um eine Substanz für den täglichen Gebrauch handelt, sondern dann zum Einsatz kommen sollte, wenn es dem Patienten sehr schlecht geht. Keinesfalls ersetzt dies den Arzt, der auch schnellstmöglich hinzugezogen werden und über die Medikation, insbesondere über die Inhalation des Epinephrins, informiert werden muss!

Parasympatholytika

Medikamente zur Erweiterung der Bronchien

Wirkung
Die Wirkung der Substanzgruppe besteht, ähnlich wie die Wirkung der Betamimetika, zum einen in der Erschlaffung der glatten Muskulatur in den Bronchien und zum anderen in der Reduktion der Schleimsekretion. Beim Asthma werden Parasympatholytika selten als Einzelsubstanz eingesetzt.
Da die Parasympatholytika meist als inhalative Dosieraerosole angewandt werden, ist die Wahrscheinlichkeit der Nebenwirkung auf andere Organe gering, da bei dieser Anwendungsform zu wenig der Substanz in den Körperkreislauf aufgenommen wird, als das andere Organe in Mitleidenschaft gezogen werden könnten.

Anwendungsgebiete
Siehe Betasympathomimetika

Nebenwirkung
Mund- und Nasentrockenheit infolge erniedrigter Speichelsekretion.

Wechselwirkung
Die gleichzeitige Anwendung von Betasympathomimetika und Theophyllin, können die Wirksamkeit der Parasympatholytika verstärken.

Dosierung
Mehrfach täglich ein bis zwei Sprühstöße inhalieren.

Präparatebeispiele
Atrovent®, als Kombinationspräparat mit einem Betasympathomimetikum in Berodual®.

Glukokortikoide

Entzündungshemmende Substanzen

Glukokortikoide sind körpereigene Substanzen und gehören zur Gruppe der Steroidhormone. Sie werden unter anderem aus Cholesterin aufgebaut und in der Nebennierenrinde gebildet. Die (Neben-)Wirkungen sind sicher besser zu verstehen, wenn man sich das Verhalten der körpereigenen Kortikoide ansieht.

Erhöhung des Blutzuckers
Durch Kortison werden Leberenzyme aktiviert. Da die Leber ein Speicher für überschüssige Glukose ist, kommt es durch eine vermehrte Ausschüttung von körpereigenen Glukokortikoiden zu einem Anstieg des Blutzuckers. Diese Reaktion ist, wie so viele Mechanismen des Körpers, eine ausgesprochen sinnvolle Einrichtung, wenn auch für den Menschen im 21. Jahrhundert von niedriger Relevanz. Glukokortikoide werden auch als »Stresshormone« bezeichnet. Früher, beispielsweise in der

Steinzeit, war es sinnvoll, schnell hohe Glukosevorräte mobilisieren zu können, da es zu dieser Zeit sicher häufig vorkam, dass man vor einem Tier flüchten musste. Heute ist diese Reaktion, außer im Sport, eher unerwünscht und kann sicher als Anteil zur Entstehung der Zivilisationskrankheiten betrachtet werden. Die Stresssituationen der heutigen Zeit sind meist geistiger Natur, beispielsweise in Prüfungen oder bei schwierigen Entscheidungen. Als »alter« Mechanismus wird der Blutzucker erhöht. Wenn man sich kaum körperlich betätigt, sondern lediglich aufgeregt ist, kann dieses stressbedingte Phänomen langfristig auch zu Diabetes führen oder andere Stoffwechselstörungen verursachen.

Reduzierte Immunabwehr

Durch Hemmung der Eiweißsynthese kommt es auch zu einer Hemmung der Bildung von Zellen der Immunabwehr. So lässt sich der Mechanismus erklären, dass man bei Stress anfälliger für Erkältungskrankheiten ist. Der Körper schüttet aufgrund von Dauerstress vermehrt Glukokortikoide aus, dadurch wird die Immunabwehr geschwächt, Viren und Bakterien können den Körper eher angreifen.

Einfluss auf andere körpereigene Substanzen

Glukokortikoide haben als Stresshormon Einfluss auf die Wirksamkeit der Katecholamine. Dies sind körpereigene stark wirksame Substanzen, wie Adrenalin oder Noradrenalin, die beispielsweise für einen schnellen Herzschlag oder eine Erhöhung des Blutdruckes verantwortlich sind.

Wirkung

Glukokortikoide vermindern beim Asthma bronchiale die entzündliche Reaktion der Bronchialschleimhaut, außerdem wird die Schleimbildung vermindert. Die Wirkung von Betasympathomimetika wird verstärkt.

Anwendungsgebiete

Asthma bronchiale, andere chronisch-obstruktive Atemwegserkrankungen und Allergien.

Gegenanzeigen

Entzündungen der Atemwege, Lungentuberkulose, Pilzbefall oder Bakterien.

Anwendung in der Schwangerschaft

In der Schwangerschaft sollte eine strenge Indikationsstellung erfolgen!

Nebenwirkung

Durch die lokale Anwendung können Heiserkeit und bei schlechter Mundhygiene auch Pilzbefall des Mund- und Rachenraumes auftreten.

Dosierung

Aufgrund der unterschiedlichen Dosierungen und der Vielfalt der inhalativen Kortisone ist die Dosierung individuell vom Arzt festzulegen.

Präparatebeispiele

Budesonid-ratiopharm® Jethaler, Flutide®, Atemur®, Bronchocort®, Pulmicort®, Beclomet®.

Inhalative Kortisone am Beispiel von Atemur ®

Diese Substanzgruppe ist bewusst gewählt, da die meisten Patienten ihr Kortisonspray aus Angst vor Nebenwirkungen nicht inhalieren, dabei kann dieser einfache Weg einer Verschlimmerung des Asthmas vorbeugen. Die Wirkungen, die hier exemplarisch an Atemur® dargestellt werden, sind auch auf die meisten anderen inhalativen Kortisone zu übertragen.

Die pharmakologischen Eigenschaften von Atemur®, bestehen in einer ausgeprägten antientzündlichen Wirkung in der Lunge. Hieraus ergeben sich eine Abnahme der gesamten Asthmasymptomatik und insgesamt seltener auftretende Asthmaanfälle. Die Nebenwirkungen treten bei den wenigsten Patienten und selbst in diesen Fällen nur mit deutlich abgeschwächter Wirkung auf.

Systemisch wirksame Kortisone

Kortisonpräparate als Tabletten

Anwendungsgebiete

Systemisch wirksame Glukokortikoide werden eingesetzt, wenn der Patient ein Asthma bronchiale hat, das mit anderen Medikamenten nur ungenügend behandelt werden kann. Außerdem wird es bei schweren Asthmaanfällen zur Entzündungshemmung und Abschwellung der Bronchialschleimhaut angewendet.

Gegenanzeigen

Pilzinfektionen, schwere Knochenerweichung, Magen- und Darmgeschwüre, Herpesinfektion.

Nebenwirkung

Die systemische Anwendung von Glukokortikoiden bereitet vielen Patienten Angst, die angesichts einiger Nebenwirkungen völlig berechtigt ist. Andererseits sind einmalige Gaben, wie bei einem Asthmaanfall, völlig harmlos. Daher man muss sich in einem akuten Asthmaanfall auch nicht noch um mögliche Nebenwirkungen Gedanken machen. Erst bei Dauertherapie können die Nebenwirkungen auftreten, allerdings sollte man sich vor Augen halten, dass die Indikation für eine solche Therapie meist ein schwerer Krankheitszustand ist, der sich anders zunächst nicht beheben lässt. Die Alternative zu einer Kortisontherapie ist, dass man vermutlich ständig an einer Atemnot leidet. So kann das Kortison tatsächlich die Lebensqualität verbessern. Mögliche Nebenwirkungen bilden sich nach Beendigung der Therapie meist von selbst wieder zurück.

Präparatebeispiele

Prednisolon-ratiopharm®, Solu-Decortin®, Urbason®

Mukolytika

Medikamente zur Schleimlösung

Mukolytika/Sekretolytika sind Substanzen, die den Schleim in der Lunge verflüssigen und das Abhusten erleichtern können.

Anwendungsgebiete
Starke Verschleimung.

Anwendung in der Schwangerschaft
Im Fall von Ambroxol wurde im Tierexperiment keine fruchtschädigende Wirkung nachgewiesen, dennoch sollte eine strenge Indikationsstellung bestehen. Ambroxol geht in die Muttermilch über.

Nebenwirkung
Selten kommt es zu allergischen Reaktionen.

Wechselwirkung
Bei gleichzeitiger Anwendung von Ambroxol und Antibiotikum wurde ein verbesserter Übertritt des Antibiotikas in die Lunge beobachtet.

Dosierung
Je nach Präparat.

Präparatebeispiele
Ambroxol-ratiopharm®, Ambroxol Atid®, Acemuc®

Wechselwirkung
Gleichzeitige Zufuhr von Alkohol bedingt eine Wirkungsverstärkung beider Substanzen, Koffein verursacht eine geringere Wirkung des Medikamentes.

Hustenblocker (Antitussiva)

Medikamente, die akuten Reizhusten stillen

Definition
Hustenblocker sind Substanzen, die einen akuten Reizhusten stillen, indem sie beispielsweise den Hustenreflex im Gehirn unterdrücken. Antitussiva sind zwar gut wirksam, besonders wenn der Asthmatiker durch seinen Husten in eine immer stärker werdende Obstruktion – Verkrampfung der Lunge – gerät. Sie haben aber den Nachteil, dass der übermäßig gebildete Schleim in der Lunge verbleibt.

Anwendungsgebiete
Akuter Reizhusten

Anwendung in der Schwangerschaft
Strenge Indikationsstellung. Bei drohender Frühgeburt oder kurz vor der Niederkunft dürfen Hustenblocker nicht gegeben werden, da die Substanzen auf das Neugeborene atemdepressiv wirken können.

Nebenwirkung
Übelkeit, Erbrechen, Verstopfung, Schläfrigkeit und Kopfschmerzen.

Dosierung
Je nach Präparat unterschiedlich.

Präparatebeispiel
Paracodin®; Codipront®

Sedativa

Medikamente zur Beruhigung

Definition
In Fällen, bei denen der Patient aufgrund seines Zustandes heftig in Panik gerät, ist es manchmal sinnvoll, ein Beruhigungsmittel zu verabreichen. Allerdings muss die Auswahl beim Asthma bronchiale nach strengen Kriterien erfolgen, da manche (starke) Beruhigungsmittel die Atmung beeinträchtigen können.

Anwendungsgebiete (gilt exemplarisch für den Wirkstoff Promethazin)
Unruhe- und Erregungszustände, Asthma bronchiale, spastische Bronchitis

Gegenanzeigen (gilt für den Wirkstoff Promethazin):
Kreislaufschock und Koma, Schwangerschaft

Nebenwirkung
Hautreaktionen, erhöhte Lichtempfindlichkeit

Präparatebeispiel
Atosil®

Mastzelleninhibitoren

Medikamente, die vorbeugend gegen die allergischen Reaktionen wirken

Cromoglicinsäure
Diese Substanzklasse wird auch als »DNCG« bezeichnet. Die Medikamente wirken lediglich vorbeugend, und können nicht zur akuten Bekämpfung eines Asthmaanfalles eingesetzt werden.

Anwendungsgebiete
DNCGs, oder auch sein Nachfolger, das Nedocromil, kann bei allergischem Asthma eingesetzt werden und dient auch zur Vorbeugung bei einem belastungsinduzierten Asthma bronchiale.

Anwendung in der Schwangerschaft
Wie bei den meisten Medikamenten entscheidet der Arzt nach Abwägung von Nutzen und Risiko über die Einnahme.

Nebenwirkung
Selten treten bei inhalativer Anwendung Überempfindliche Reaktionen auf.

Dosierung
Je nach Art des Medikamentes und Schwere des Krankheitsbildes

Präparatebeispiele
Cromo-ratiopharm®, Intal®, Cromolind®, Diffusyl®, Tilade®

Besonderheiten
Cromoglycinsäure ist auch als Lösung für den Vernebler erhältlich. DNCGs sind auch in Kombination mit Betasympathomimetika erhältlich. Diese Dosieraerosole können auch zur Behandlung eines akuten Luftnot eingesetzt werden. Beispiele für diese Kombinationspräparate sind Aarane® und Allergospasmin®

Leukotrienantagonisten

Medikamente zur vorbeugenden Behandlung der Bronchial-Verkrampfung

Seit rund fünf Jahren gibt es eine Subtanz, in die große Hoffnungen zur Therapie des Asthma bronchiale gesetzt werden: Leukotrienantagonisten. Leukotriene werden von den Mastzellen der Lunge produziert und bei verschiedenen Reizen ausgeschüttet. Da Leukotriene stark bronchokonstriktorisch wirken, hoffte man, mit dem »Gegenspieler« Montelukast eine wirksame Substanz in der Therapie des leichten bis mäßigen, allergischen Asthmas und Belastungsasthmas gefunden zu haben (medizinisch korrekt blockiert Montelukast die Leukotrienrezeptoren in den Atemwegen). Unter der Bezeichnung SingulAir® ist eine solche Substanz erhältlich.

Singulair ® (Montelukast)
Leukotriene werden bei Asthmatikern verstärkt freigesetzt und wirken in hohem Maß bronchokonstriktorisch und entzündungsfördernd. Nach Freisetzung binden sie an Leukotrien-Rezeptoren, die ebenfalls in den Atemwegen lokalisiert sind. Durch diese Vorgänge wird eine Verengung der Bronchien, sowie eine erhöhte Schleimsekretion und eine erhöhte Gefäßpermeabilität ausgelöst.

Pharmakologische Studien über Montelukast haben gezeigt, dass durch Einnahme dieser Substanz eine Hemmung der durch die Leukotriene ausgelösten Bronchokonstriktion vermindert werden kann.

Therapie eines Asthmatikers durch andere Fachärzte

In meiner eigenen »Karriere als Asthmatikerin« ist es mir wiederholt passiert, dass mir bei Arztbesuchen, die unabhängig von der Therapie des Asthmas waren, trotz Hinweis auf meine Erkrankung, verschiedene Schmerzmittel verordnet worden sind. Daraus schließe ich, dass die Wirkung des durch Schmerzmittel ausgelösten Asthma bronchiale bei Ärzten, die nicht auf die Behandlung der Lunge spezialisiert sind, wenig bekannt ist. Da jedoch viele Asthmatiker mit einem Asthmaanfall auf Schmerzmittel reagieren, ist es nötig, als Patient selbst ein Auge auf die verschriebenen Medikamente zu haben.

Die Quintessenz der Therapie: Richtig Inhalieren

Der Gebrauch eines Dosieraerosols erscheint einfach, dennoch machen die meisten Patienten hin und wieder Fehler bei den Inhalationen. Das richtige Inhalieren ist die grundsätzliche Voraussetzung in der Asthmatherapie, da der Wirkstoff die Lunge nur durch richtige Technik erreichen kann. Bei falschem Gebrauch des Dosieraerosols können sogar so wenige Wirkstoffpartikel die Lunge erreichen, dass keine Wirkung eintritt. Umgekehrt gelingt es durch richtige Techniken bis zu 80 Prozent des Wirkstoffes in die Lunge einzuatmen.

Richtig inhalieren
Die korrekte Anwendung eines Dosieraerosols

Schritt 1: Dosieraerosol (»Spray«) schütteln

Schritt 2: Tief ausatmen (siehe Abbildung 9)

Schritt 3: Einen Sprühstoß am Aerosol auslösen und gleichzeitig tief und langsam einatmen. (siehe Abbildung 10)

(Achtung! Hier liegt eine häufige Fehlerquelle: Atmet man nicht gleichzeitig ein, setzt sich eine große Menge der Substanz im Mund- und Rachenraum ab. Nicht nur, dass dieser Vorgang ein geschmackliches Misserlebnis birgt, die Substanz gelangt auch nicht an die Stelle, an der sie wirken sollte).

Schritt 4: Für mindestens 5 Sekunden die Luft anhalten, um der Substanz die Möglichkeit zu geben, sich in der Lunge zu verteilen. (siehe Abbildung 11)

Schritt 5: Langsam ausatmen.

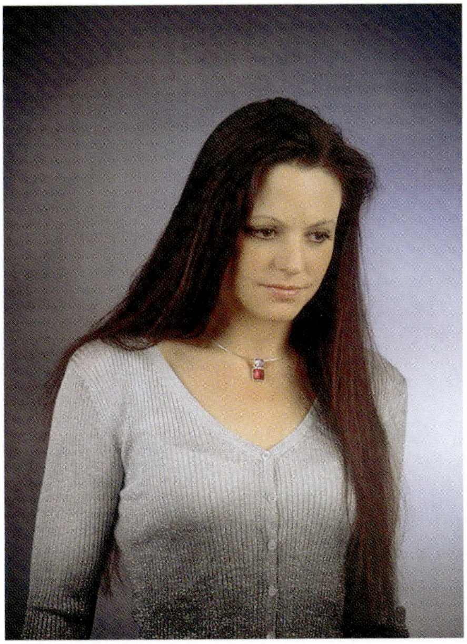

Abbildung 9: Tief ausatmen.

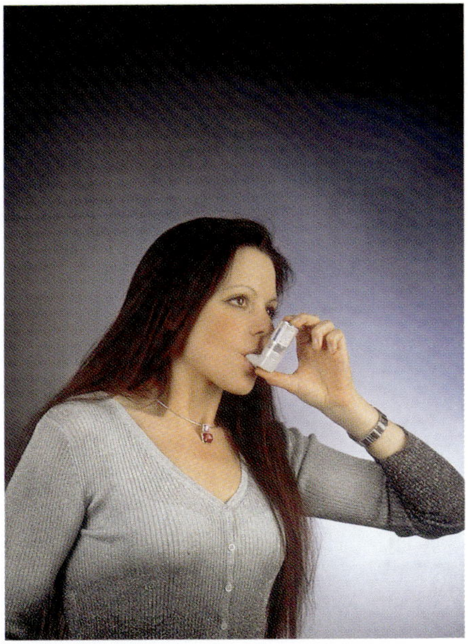

Abbildung 10: Sprühstoß mit Aerosol.

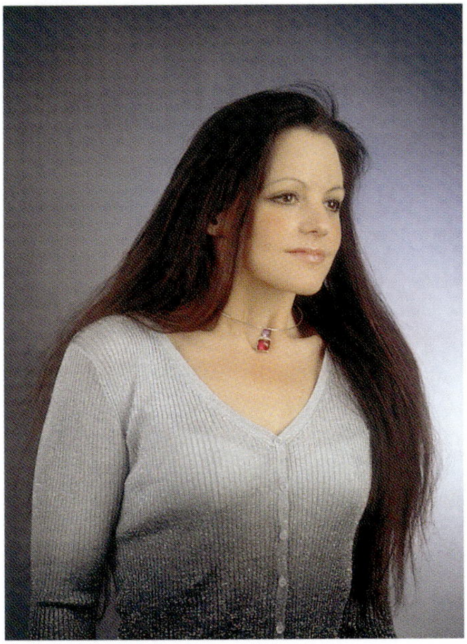

Abbildung 11: Die Luft fünf Sekunden anhalten.

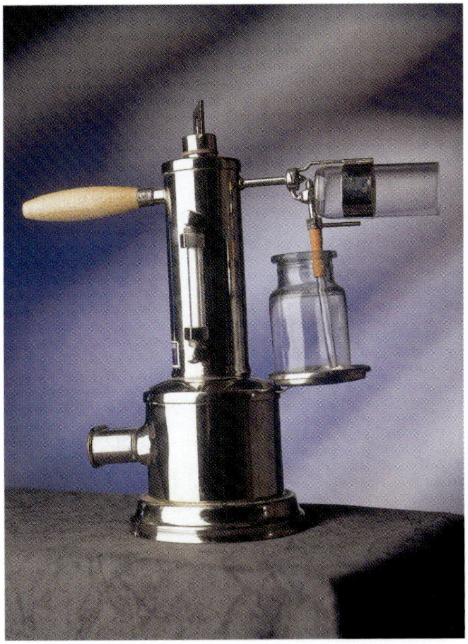

Abbildung 12: Inhalliergerät aus den 40er Jahren.

Durch richtiges Inhalieren lässt die Häufigkeit der Anwendungen reduzieren und sogar andere Medikamente einsparen.

Weitere Tipps rund um das Inhalieren

Hat man Probleme bei der Koordination, gibt es Inhalationshilfen, in die man einen Sprühstoß gibt und anschließend zeitlich unabhängig daraus inhaliert. Manche dieser Produkte, z. B. der AeroChamber®, geben ein Pfeifsignal ab, wenn man zu schnell einatmet.

Inhaliert man zwei Medikamente, beispielsweise ein Kortisonspray und eine schnell wirkende bronchialerweiternde Substanz, gibt es folgende Möglichkeit, die Wirksamkeit des Kortisons (nicht aber die Nebenwirkungen) zu verstärken: Zunächst inhaliert man die bronchialerweiternde Substanz, wartet zehn Minuten und inhaliert erst dann das Kortison. Vorteil dieser Technik: Durch die Erweiterung der Bronchien kann das inhalative Kortison tief in die Lunge eindringen und bereits in den kleinsten Atemwegen eine Entzündung bekämpfen.

Hat der Arzt ein inhalatives Kortison verordnet, gilt es zwei wichtige Aspekte zu beachten: Zum einen ist es wichtig, sich nach der Inhalation den Mund gut auszuspülen, da auf den Schleimhäuten dieses Bereiches ein dauerhaftes Einwirken von Kortison die Abwehr reduzieren kann zum anderen sind bei inhalativen Kortisonen die Verwendung von Inhalationshilfen von großem Vorteil. Nicht nur, dass sie generell die Inhalation erleichtern, sondern die definierte Menge an Kortison kommt auch in der Lunge an – ein wichtiger Aspekt bei der Kortisontherapie.

Richtiges Inhalieren mit Pulverinhalatoren

Das Inhalieren mit Pulverinhalatoren ist im allgemeinen etwas einfacher, eine Inhalationshilfe muss hier nicht eingesetzt werden. Allerdings benötigt man bei manchen Pulverinhalationen eine gewisse Atemstromstärke und Kraft zur Inhalation. Bei der Durchführung der Pulverinhalation verfährt man wie bei der Inhalation mit Dosieraerosolen unter Auslassung von Schritt 1 (s. S 50). In jedem Fall ist es sinnvoll, auch den Umgang und die Anwendung des Pulverinhalators zu erlernen.

FCKW – Belastung durch Dosieraerosole?

1988 wurde im Montreal Protokoll die schrittweise einzustellende Produktion von Fluorchlorkohlenwasserstoffen – FCKW's –, beschlossen. Seit 1996 gilt für alle Industriestaaten das generelle Produktionsverbot für FCKW's, allerdings mit der Ausnahme in Dosieraerosolen. Außerdem ist nach dem Jahr 2001 der generelle Einsatz der FCKW's verboten, auch bei Dosieraerosolen.

Intensive Forschungen haben herausgefunden, dass Ersatzstoffe für FCKW's in Dosieraerosolen eingesetzt werden können, allerdings ist die Umstellung noch nicht allen Firmen gelungen. Wer sich als Umweltfreund betrachtet und keine FCKW's bei Benutzung seines Dosieraerosols in die Atmosphäre sprayen möchte, kann beruhigt sein: Viele Wirkstoffe werden mittlerweile in sogenannten Cyclohalern angeboten. In diese Vorrichtungen legt man eine Kapsel mit dem darin enthaltenen Wirkstoff ein. Durch Drehen oder andere Mechanismen wird die Kapsel aufgestochen und durch den Luftstrom, der sich bei der Einatmung ergibt, wird das Medikament in die Lunge befördert – ohne FCKW's.

Vor- und Nachteile der unterschiedlichen Dosieraerosole

Pulver-Inhalatoren haben, wie schon bemerkt, den Vorteil, sehr »umweltfreundlich« zu sein. Auch gibt es bei dieser Inhalationsform keine Koordinationsprobleme bezüglich der Auslösung des Sprühstoßes und gleichzeitiger Einatmung, da die Substanz nur durch die Einatmung in die Lunge gelangen kann. Nachteilig kann allerdings sein, dass die Pulverinhalation zu anstrengend ist, wenn der Patient akut an Atemnot leidet, da man eine gewisse Atemstromstärke aufbringen muss. Der Vorteil der üblichen »FCKW getriebenen» Dosieraerosole ist, dass nahezu jede Substanz erhältlich ist, und nicht erst ein Ersatzpräparat gefunden werden muss. Nachteilig ist die komplexe Koordination, viele Substanzen sollten zusätzlich mit einer Inhalierhilfe inhaliert werden. Außerdem kommt es parallel zur Entleerung der Patrone zu zunehmend ungenauen Medikamentenabgaben.

Gibt es Alternativen zu den Dosieraerosolen und Pulverinhalatoren?

Es gibt zusätzlich die Möglichkeit, mit einem elektrischen Vernebler zu inhalieren. Diese Form der Inhalation ist mir persönlich, wenn ich gesund bin, zu langwierig, geht es mir aber schlecht, bin ich der größte Freund der Vernebler. Hat man sehr starke Luftnot, hilft es auch, sich den Vernebler lediglich vor das Gesicht zu halten. Dies ist zwar nicht unbedingt der Sinn des Vernebler, aber aus eigener Erfahrung weiß ich, dass es im Asthmaanfall sogar zu schwierig sein kann, die Augen geöffnet zu halten, geschweige denn, dass man eine Inhalierdüse halten kann. In diesem Fall bittet man einfach seinen Partner, den Vernebler auf Mund und Nase zu richten.

Entscheidet man sich für einen Vernebler, kann man zwischen einigen Modellen wählen. Es gibt einfache Standardgeräte, solche, die das Aerosol anwärmen oder Geräte, die sich aufladen und mitnehmen lassen. Ein Hersteller solcher Geräte ist die Firma Pari in Starnberg, die zahlreiche Modelle für unterschiedlichste Bedürfnisse anbietet.

Die Kosten für den Vernebler werden z. Zt. noch von der Krankenkasse übernommen, wenn der Arzt eine Verordnung über Heilmittel ausstellt.

Grenzen der Eigentherapie

Chronisch kranke Menschen neigen häufig dazu zu glauben, sie wüssten über ihre Krankheit besser Bescheid, als der Arzt, auch ich gehörte zu dieser Spezies. Und in gewisser Hinsicht stimmt es sogar: ein Arzt kann nie so gut wie der Patient selbst nachvollziehen, was gut tut und welche Situationen nicht bekommen. Dennoch: Der Arzt ist derjenige, der in der Behandlung die größere Erfahrung hat. Aus diesem Grund sollte die von ihm verordnete Medikation niemals eigenmächtig verändert werden, da ein plötzliches Absetzen von Medikamenten gefährlich werden kann. Umgekehrt fehlt den meisten Patienten auch das konkrete Wissen über die Medikamente, so dass man möglicherweise bei einer höheren Dosierung als verordnet zwar besser Luft bekommt, aber die Nebenwirkungen, die man nicht kennt, auch deutlich verstärkt sind. Also: »Hände weg« von Therapievorschriften! Sollte man sich Gedanken um Nebenwirkungen machen, ist es besser, sich mit dem Arzt zusammenzusetzen und gemeinsam über eine Alternative nachzudenken.

Die stationäre (klinische) Versorgung eines Asthmatikers wird nötig, wenn der Aufenthalt zu Hause aus medizinischer Sicht nicht mehr zu verantworten ist, sich dem (Not)Arzt ein ausgeprägtes Krankheitsbild bietet oder der Patient ungenügend auf die Notfall-Therapie anspricht. Asthmatiker in der Klinik haben eine deutlich bessere Chance auf schnelle und ausreichende Behandlung. In dem sich akut verschlechternden Stadium erhält der Patient eine Verneblerinhalation mit einem Betamimetikums. Bei gleichzeitiger Überwachung über den Monitor kann der Patient, wenn es ihm Erleichterung verschafft, alle 30 Minuten inhalieren, solange seine Herzfrequenz nicht 160 bis 180 Schläge pro Minute überschreitet. Zusätzlich erhält der Patient ein Kortisonpräparat intravenös. Bei ausbleibender Besserung kann dem Patienten eine Dauertropfinfusion mit Theophyllin verabreicht werden.

10 Weitere Möglichkeiten der Asthmatherapie

Alternative Heilmethoden

An dieser Stelle sollen Vorschläge gemacht werden, die dem Patienten in verschiedenen Erkrankungssituationen Linderung verschaffen können. Allerdings ist zu beachten, dass es sich im akuten Anfall um ein schweres Krankheitsbild handelt, welches falsch oder zu spät therapiert zum Tod des Patienten führen kann. Daher sind Einblicke in die Naturheilkunde immer kritisch zu betrachten und dürfen in einer Notsituation niemals als ausschließliche Therapie eingesetzt werden!

Homöopathie

Die Homöopathie ist ein Therapieverfahren, das im 18. Jahrhundert von Samuel Hahnemann begründet wurde. Das Prinzip der Homöopathie ist »Simila similibus curentur – Gleiches mit Gleichem zu heilen«, das bedeutet, eine Substanz zu verabreichen, die in höheren Dosen ein ähnliches Krankheitsbild, wie das bereits vorhandene, auslösen würde. Einige homöopathische Substanzen, die vom Heilpraktiker zur Behandlung eines Asthma bronchiale verordnet werden, dienen zur Stabilisierung des psychischen Zustandes. Eingesetzt werden derartige Konstitutionsmittel beispielsweise in Form von Calcium carbonicum, Causticum, Silicea, Phosporus und Nux vomica.

Traditionelle Chinesische Medizin (TCM)

Die TCM ist bereits seit über 2000 Jahren schriftlich fixiert, ihre Ursprünge scheinen sich aber bereits wesentlich früher zu finden. Für das »westliche Ohr« klingen die angewandten Bezeichnungen ausgesprochen fremd. Dieser Abschnitt gibt deshalb lediglich einen kleinen Einblick in die TCM.

In der chinesischen Medizin wird der Mensch »als Teil des kosmischen Wirkgefüges« (Dr. C. Hempen) angesehen. Während sich die westliche Medizin an messbaren Daten orientiert, meist weniger das »Befinden« des Patienten betrachtet, sondern mehr den Befund in den Vordergrund drängt, ist es in der chinesischen Medizin von Bedeutung, den ganzen Menschen zu betrachten. Dabei interessieren den Arzt alle Signale, die der Patient aussendet, einschließlich seiner Stimmungen und genereller Körperfunktionen. In die Überlegungen mit einbezogen wird außerdem seine Ernährung und sein soziales Umfeld. Durch diese umfassende Betrachtung findet keine Spaltung mehr zwischen Körper und Geist statt. Anhand der Beobachtungen ist die chinesische Medizin bereits in der Lage, Disharmonien zu erkennen und die Krankheit nicht symptomatisch, sondern in ihren Ursprüngen zu behandeln.

Die Behandlung erfolgt auf verschiedenen Ebenen, zum einen durch die Akupunktur, zum anderen durch die Kräutertherapie. In der Akupunktur werden Orte stimuliert, die sich auf sogenannten Meridianen befinden. Genauer können mit der Akupunktur Blockaden im Energiefluss gelöst, der Qi-Fluss gekräftigt, oder auch krankmachendes Qi aus dem Körper entfernt werden. Die Meridiane, können als definierte Leitbahnen des Körpers angesehen werden, auf denen das »Qi« (Lebensenergie) von der Körpermitte aus zu den Extremitäten fließt und auf anderen Wegen wieder in die Körpermitte zurückströmt.

Als grobes Unterscheidungsmerkmal lässt sich festhalten, dass die Akupunktur bei akuten Leiden eingesetzt wird und die Kräutermedizin besser in beschwerdefreien Intervallen angewandt wird.

Heilpflanzen und Teemischungen

Teemischungen können tatsächlich auf Beschwerden lindernd wirken. Dies liegt daran, dass in vielen Pflanzen Stoffe enthalten sind, die in ihrem Effekt künstlich hergestellten Medikamenten ähneln. Gute Erfahrungen habe ich mit folgenden Teemischungen gemacht, die auch in Apotheken frisch zubereitet gekauft werden können:

20 g Holunderblüten,
15 g Malvenblüten,
5 g Fenchelfrüchte

Für eine Tasse einen knappen Teelöffel der Mischung mit heißem Wasser aufgießen. Zwei Tassen täglich trinken.

30 g Isländisch Moos
10 g Malvenblüten
10 g Thymiankraut
10 g Wollblumen

Für eine Große Tasse zwei Teelöffel der Mischung mit heißem Wasser aufgießen. Den Tee abends vor dem Zubettgehen trinken.

Sie meinen, das sei Unsinn?

Schauen wir uns die Wirkstoffe der Teedrogen genauer an:

Fenchel

Die Heilpflanze stammt ursprünglich aus dem Mittelmeerraum. Ihre Wirkung beruht auf dem Gehalt an ätherischem Fenchelöl. Dieses wirkt desinfizierend und hilft, zähen Schleim zu verflüssigen und ihn rachenwärts zu transportieren. Die in Beuteln angebotene Teeware ist unzweckmäßig, da in diesen Zubereitungen die Fenchelsamen intakt sind. Um das Fenchelöl extrahieren zu können, müssen die Samen kurz vor der Zubereitung zerquetscht werden.

Holunderblüten

Durch Schwarzen Holunder wird die der körpereigenen Abwehr gestärkt. Die Pharmaindustrie setzt Auszüge aus Holunderblüten in Hustentropfen und Abmagerungsmitteln ein.

Isländisch Moos

Die Säuren dieser in den Mittelgebirgen wachsenden Flechten wirken hustenstillend und schleimlösend. In der japanischen Literatur wird sogar von einer antibiotischen Wirkung gesprochen, die das Immunsystem zusätzlich unterstützt. Möchte man die Teezubereitung mit Isländisch Moos lediglich als Schleimlöser einsetzen, kann man den ersten Teeaufguss weggießen und die Substanz erneut ansetzen. Damit umgeht man auch den relativ bitteren Geschmack des Isländisch Moos, extrahiert aber gleichzeitig die antibiotisch wirksamen Stoffe.

Thymiankraut

Ein aromatisches, etwas scharf schmeckendes Pflänzchen. Durch den hohen Gehalt an ätherischem Öl wirkt Thymian als Schleimlöser und als Entkrampfungsmittel für die Bronchien. Das als Tee aufgenommene Öl wird zum Teil über die Lunge ausgeschieden, so dass die Wirkung direkt am Ort der Erkrankung stattfinden kann. Thymianextrakte sind in zahlreichen schulmedizinisch eingesetzten Medikamenten, zum Beispiel in Bronchicum® und Broncholind®, enthalten.

Malvenblüten

Die Malve wird bei Entzündungen der Atemwege und des Rachenraumes eingesetzt. Da Malvenblüten einen stark bläulich färbende Blüten sind, werden sie in der Industrie auch zum Färben von Lebensmitteln eingesetzt.

Wollblumen

Leicht wirksame Schleimlöser. Extrakte der Wollblume können außerdem Schleimhautdefekte abdecken und einer Entzündung vorbeugen. Als Fertigmischung sind Wollblumen beispielsweise in Kneipp®-Hustentee enthalten.

Bewertung der alternativen Verfahren bei Asthma bronchiale

Das Nachschlagewerk »Bittere Naturmedizin« hat sich zum Ziel gesetzt, die Verfahrensweisen der Komplementärmedizin zu begutachten und versucht, über den Sinn oder auch »Unsinn« mancher Verfahrensweisen zu urteilen.

Bezüglich der naturheilkundlichen Therapie bei Asthma bronchiale konnte kein Verfahren mit dem Prädikat »zweckmäßig als alleinige Behandlung von Asthmaanfällen« bewertet werden. Als zweckmäßig im Sinn einer unterstützenden Maßnahme wurde die Ernährungstherapie angesehen. Besonders bei Nahrungsmittelallergien können »Eliminationsdiäten« bei der Suche nach bisher unerkannten Überempfindlichkeiten dienlich sein. Als »möglicherweise zweckmäßig in der Prophylaxe von Asthmaanfällen« wurde folgendes Verfahren als tauglich bewertet: Die Akupunktur. Die Bachblütentherapie könne vorübergehend zur Beruhigung und Entspannung eingesetzt werden, allerdings besteht bei den pflanzlichen Anwendungen immer die Gefahr von Allergien. Ähnliches gilt auch für die Anwendung der Aromatherapie, die zumindest eine Entspannung verursachen kann, aber ebenso Allergien auslösen könnte. Physikalische Therapien im Sinne von heißen Brustwickeln und speziellen Bädern wurden zumindest als »zweckmäßig zur Steigerung der Lebensqualität und des Wohlbefindens« eingestuft. Vollkommen abzuraten ist von sogenannten Zell- oder Organotherapien.

Kuraufenthalte

Kuraufenthalt können für Asthmatiker sinnvoll sein, bei denen der Patient die Gelegenheit hat, sich unabhängig vom Stress des Alltags mit seinem Körper auseinander zu setzen. Diese Tatsache kann bereits zu einer Verbesserung der Symptomatik führen, da Stress und Anspannung nicht zu verachtende Faktoren in der Auslösung eines Asthmaanfalls sind. Die Kostenübernahme erfolgt meist durch die Krankenkasse. Sinnvoll ist es, sich zusammen mit dem Lungenfacharzt oder mit dem Hausarzt über die Notwendigkeit einer Kur zu beraten. Gemeinsam mit ihm kann man entscheiden, welcher Ort für den einzelnen Patienten am verträglichsten ist. Manche Krankenkassen übernehmen sogar Kuraufenthalte im Ausland, wenn der Arzt eine schlüssige Begründung darbietet. Der Arzt verfasst einen Bericht über den Patienten, der zusammen mit dem Kurantrag bei der Krankenkasse eingereicht wird. Meist erhält der Patient von der Krankenkasse ein weiteres Formular, in dem er Angaben zu seinem Krankheitsverlauf der letzten Jahre machen muss. Wichtig ist es, so viele Befunde wie möglich über die eigene Erkrankung beizufügen.

Hat der Patient den Genehmigungsbescheid erhalten, ist lediglich noch die Hürde zu überwinden, in einer betreffenden Kureinrichtung einen Termin zu erhalten. Meist ist mit Wartezeiten zwischen vier und sechs Wochen zu rechnen. Wie bei einem Krankenhausaufenthalt muss der Patient pro Tag einen Zuschuss von rund neun Euro zahlen.

Ziel einer stationären Rehabilitation, wie eine »Kur« auch bezeichnet wird, ist es, die Symptome der Erkrankung zu bessern. Daraus ableitend soll durch den Aufenthalt die Lebensqualität des Patienten gefördert werden. Dies wird durch verschiedene Kriterien erfüllt: Zum einen hinsichtlich seiner Belastbarkeit, zum anderen durch Förderung der Selbstständigkeit und das Management der Erkrankung. Diese Ziele können unter anderem durch eine effektive Therapie und dieAnleitung zum Umgang mit der Erkrankung erreicht werden. Dies beinhaltet neben der Verabreichung von Medikamenten auch Krankengymnastik, Klimatherapie und Sportangebote.

Was muss man bei der Auswahl der Kureinrichtung beachtet werden?

Da Asthma oft mit Allergien einhergeht, ist es wichtig, die Schadstoff- und Allergenexpositon so gering wie möglich zu halten. Die Patienten dürfen auch in einer Kur nicht durch Schimmelpilze, Hausstaub oder Tierhaare zusätzlich belastet werden. Räumlich gesehen sind Orte oberhalb von 1000 m ü. NN oder am Meer ideal. Was dem Patienten im einzelnen besser tut, ist sehr individuell.

11 Krankengymnastik und Atemtherapie

Durch die Krankengymnastik erlernt der Patient, wie er seine Krankheit in Ergänzung zu der medikamentösen Therapie lindern kann.

Atemerleichternde Körperstellungen für den Asthmaanfall. Verschiedene Körperhaltungen können dazu beitragen, eine entstehende Atemnot zu verhindern, oder sie zumindest etwas zu reduzieren. Diese Körperhaltungen aktivieren die Atemhilfsmuskulatur. Die Beschreibungen mögen seltsam klingen, man sollte sie einfach einmal ausprobieren und stellt dann tatsächlich eine erleichternde Wirkung fest. Allerdings ist es oft gar nicht einfach, sich während eines Asthmaanfalles an alle guten Ratschläge zu erinnern. Dies erreicht man vor allem durch regelmäßiges Training.

Der »Kutschersitz«

Der Patient sitzt ähnlich wie ein Kutscher und stützt seine Ellenbogen rechtwinklig auf den Knien ab. Oder: Der Patient stützt sein Arme im Stehen auf den leicht eingeknickten Beinen ab. Eine »Erfindung« meiner Mutter ist folgende atemerleichternde Stellung, zu der man allerdings noch einen Partner benötigt. Bei Atemnot bittet man seinen Partner, sich im Bett sitzend an die Wand zu lehnen und die Beine anzuwinkeln. Man selbst setzt sich so vor ihn, als wollte man auf einem Schlitten Platz nehmen. Die Arme kann man auf den angewinkelten Beinen abstützen.

Ergänzend zu den Stellungen kann man zusätzlich die Lippenbremse durchführen. Dabei atmet der Patient gegen die leicht aufeinander gelegten Lippen aus. Zum besseren Verständnis der Lippenbremse bedient man sich am besten wieder einer Modellvorstellung: Legt man zwei Blätter Papier aufeinander und versucht, diese durch »Pusten« zu trennen, wird das Vorhaben nicht gelingen, vielmehr werden die Blätter nur »flattern«. Ähnliches passiert in den kleinen Atemwegen bei heftigem Ausatmen. Bei zu schnellem Ausatmen, wie im Asthmaanfall, können die kleinen Atemwege kurzfristig ganz zusammenfallen.

Atmet man nun aber sanft gegen die Blätter, kann ein kontinuierlicher Luftstrom die Blätter trennen. Für die meisten Asthmatiker ist diese Atmungsform während eines heftigen Anfalles zu anstrengend. In diesem Fall kann man die Lippenbremse ausprobieren, wenn man nicht zu starke Atemnot hat, sie hilft wirklich.

Für Patienten, die ständig verschleimt sind und aufgrund dessen permanent husten müssen, gibt es auch ein physikalisches Hilfsmittel, das die durch den Schleim ausgelösten Hustenanfälle reduzieren kann: Der »Flutter«. Im Handel unter der Bezeichnung VRP1-Desitin® erhältlich. Es handelt es sich um ein kleines Gerät, das an eine Pfeife erinnert. Im Inneren des Flutters befindet sich eine kleine Metallkugel, um die Öffnung des Flutters teilweise zu verschließen. Die Aufgabe des Patienten ist, gegen den Widerstand der Kugel auszuatmen, dabei gerät die Kugel in Schwingungen, die sich auf den Brustkorb übertragen. Die Vibrationen lösen den Schleim und bedingen leichteres Abhusten. Andererseits wird der Patient auch gezwungen, die Atmung gegen den Widerstand zu verlangsamen und zu vertiefen.

Wozu Atemtherapie?

Die Atemtherapie dient dazu, die Lunge gleichmäßig zu belüften, ohne eine zu große körperliche Belastung zu benötigen und damit eine potentielle Atemnot zu provozieren. Weiterhin dient die Atemtherapie dazu, den Brustkorb beweglich zu halten. Die folgenden Atemübungen sind nicht unbedingt zu regelmäßigem Training gedacht, obwohl dies sicher wünschenswert wäre. Allerdings weiß ich von mir, dass ich immer die besten Vorsätze habe und mich letztlich doch nicht zu »langweiligen« Exercisen motivieren kann. Aus diesem Grund habe ich einige wenige Übungen herausgesucht, die sich auch zwischendurch und ohne großen Zeitaufwand durchführen lassen. Man braucht keine sportliche Herausforderung zu befürchten. Bei diesen Aufgaben geht es vor allem darum, den Brustkorb zu dehnen und dabei gleichmäßig weiterzuatmen. Der Unterschied zu anderen Dehnübungen ist, sich hier vor allem auf die Atmung zu konzentrieren und sich diese bewusst zu machen.

Besonders gut funktionieren die Übungen, wenn man sich dabei seine (entspannende) Lieblingsmusik anhört und das Fenster öffnet.

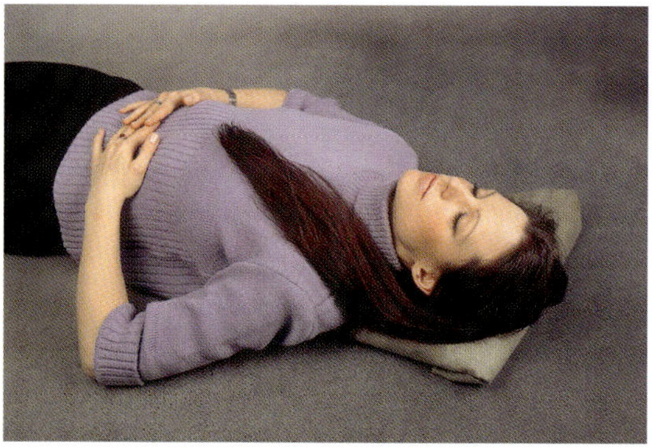

Abbildung 13: Übung 1

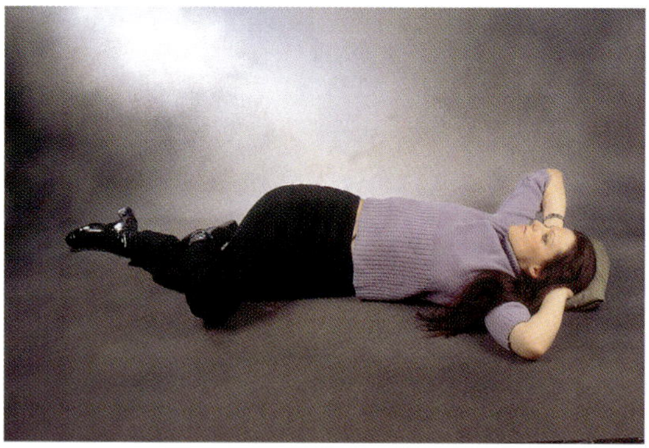

Abbildung 14: Übung 2

Übungen im Liegen:

Übung 1:
Grade liegen, die Hände auf den Bauch oder Rippenbogen legen und die Atembewegung fühlen, dabei mit der Lippenbremse ausatmen.

Übung 2:
In Rückenlage die Arme hinter dem Nacken verschränken. Knie anwinkeln und nach rechts oder links ablegen. Diese Dehnung über mehrere Atemzüge beibehalten.

Übung 3:
Abwandlung der Übung zwei. Anstatt beide Beine anzuwinkeln und abzulegen, bleibt ein Bein ausgestreckt, das andere Bein wird angewinkelt. Bei einer Drehung nach rechts wird das linke Bein angewinkelt und umgekehrt bei Drehung in die andere Richtung.

Übungen im Sitzen:

Übung 1:
Man setzt sich auf einen Stuhl ohne Lehne, verschränkt die Arme hinter dem Kopf und dehnt den Brustkorb, indem die Ellenbogen so weit wie möglich nach außen gedreht werden.

Übung 2:
Ausgehend von Übung eins, faltet man nun die Hände, streckt sie über den Kopf, dreht die Handflächen nach außen und dreht den Oberkörper leicht nach links und rechts.

Übung 3:
Die Hände nun hinter dem Rücken falten, Schultern nach hinten und Arme Richtung Boden ziehen.

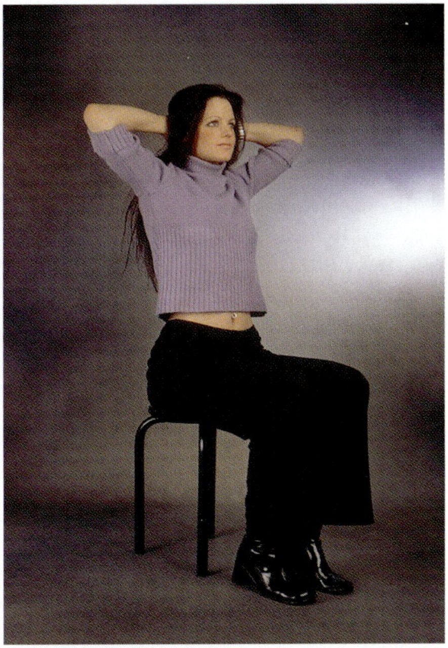

Abbildung 15: Übung 1

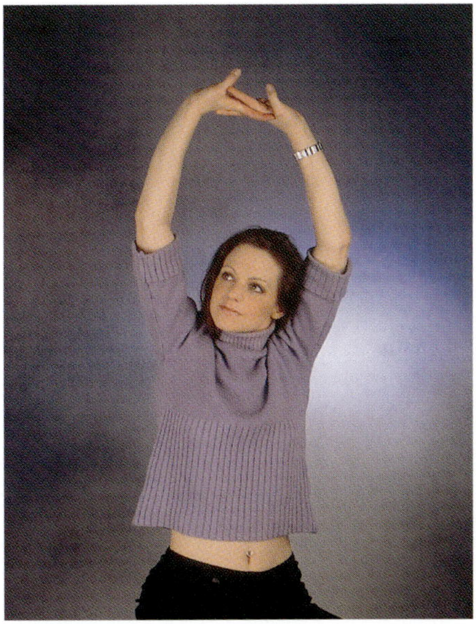

Abbildung 16: Übung 2

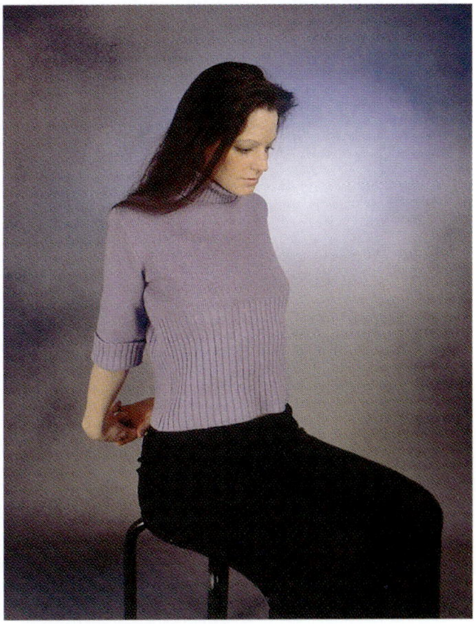

Abbildung 17: Übung 3

12 Lebensstil und Lebensqualität

Beruf

Erscheint das Asthma erst als Folge seines Berufes, hat der Patient grundsätzlich keine andere Möglichkeit, als sich nach einem anderen Arbeitsplatz um zusehen oder den Beruf zu wechseln. Arbeitsämter stehen hier hilfreich zur Seite und bieten meist finanzielle Unterstützung. Steht man als jugendlicher Asthmatiker vor der Berufswahl, gibt es Beratungsstellen, unter anderem ebenso durch das Arbeitsamt oder den Lungenfacharzt, die bei der Auswahl eines geeigneten Berufes helfen können. Das Asthmazentrum Buchenhöhe in Berchtesgaden bietet eine Berufsfelderkundung« an, bei der Jugendliche verschiedene Berufszweige durchlaufen und erproben können, um festzustellen, was ihnen Spaß bereitet und zugleich verträglich für ihre Gesundheit ist.

Allgemein sollte der Asthmatiker keinen Beruf wählen, der ihn körperlich stark belastet, oder bei dem er chemischen Substanzen ausgesetzt ist. Letzteres gilt vor allem dann, wenn der Patient stark durch Allergien belastet ist. Auch die Schichtarbeit wirkt sich meistens ungünstig aus. Ideal sind Berufe im Büro, bei denen der Patient sitzen kann. Wählt der Patient einen solchen Beruf, kann er auch zur Arbeit erscheinen, wenn er einen etwas »schwächeren Tag«. Hat er einen Beruf gewählt, in dem er viel stehen und laufen muss, können diese Bedingungen schon dazu führen, dass der Patient öfter Fehltage einplanen muss, da er bei schlechtem asthmatischem Status unmöglich noch zusätzlich belastet werden kann.

Umwelt

In unüberschaubar vielen Forschungen hat sich gezeigt, dass sich die sogenannten Umweltgifte in allen nur erdenkbaren Formen zeigen. Außer Autoabgasen können es auch Holzschutzmittel, Pestizide, Düngemittel, Schwermetalle im Trinkwasser und Vieles mehr sein. Laut einem Bericht der Umweltklinik in Neukirchen ergeben sich durch Umweltfaktoren Immunreaktionen und Abweichungen im Zellstoffwechsel. Die veränderte Immunabwehr begünstigt das Entstehen von Allergien und erhöhen die Infektanfälligkeit.

Die Luftverschmutzung durch Kraftfahrzeuge ist zwar rückläufig, allerdings sorgt der Autoverkehr für eine großflächige Verteilung des Straßenstaubes, der u.a. Pollen und Schimmelpilzsporen enthält.

Rauchen und Asthma bronchiale

Zigaretten haben eine schädliche Wirkung, dass weiß heutzutage jeder. Genauso, wie es »jeder« weiß, scheint offenbar niemand zu denken, dass grade er es sein könnte, der einen Schaden davonträgt. Grundsätzlich ist es natürlich jedem selbst überlassen, wie er mit diesem Thema umgeht – allerdings ist Asthmatikern noch dringender als Anderen vom Rauchen abzuraten. Besonders wenn das eigene Kind an Asthma leidet, sollte man ernsthaft darüber nachdenken was wichtiger ist: Das Leben des Kindes oder der Glimmstengel. Rauchen kann Asthma erheblich verschlechtern, eine chronische Bronchitis verursachen und ist für Lungen- und Blasenkrebs verantwortlich.

Wohnungssanierung

Ein Mittel, von dem nahezu jeder Asthmatiker profitiert. ist die Wohnungssanierung. Es werden möglichst viele Reizstoffe aus der Luft extrahieret, die die Lunge belasten können. Dazu gehören statt Teppichboden Laminat oder Parkett, Gardinen statt Jalousien.

Pflanzen sollten zumindest aus den Schlafräumen entfernt werden. Zwar sind Pflanzen dafür bekannt, die Luft zu »säubern«, andererseits ist die Topferde ein guter Boden für Schimmelpilze.

Weitere Maßnahmen: Weniger Polstermöbel sondern Glattledersofas anschaffen. Keine »Staubfänger« wie Bücher oder Trockenblumensträuße herumstehen lassen. Verschließbare Schränke oder Vitrinen eignen sich eher als offene Bücherregale.

Das Inlett der Betten sollte aus bis zu 60° C waschbarem Material bestehen. Für die Matratze gibt es Allergikerbezüge, deren Anschaffung sich für Hausstauballergiker lohnt. Die Matratze selbst sollte nach acht Jahren ausgetauscht werden. Auch das Innenleben der Matratze ist zu beachten: Pferdehaare, Wolle und Latex sind ungeeignet.

Kuscheltiere sind leider auch potentielle Allergenträger. Je kuscheliger sie aussehen, desto mehr Staub kann sich in ihnen verfangen. In ausgesuchten Geschäften sind Kuscheltiere mit einem kurzen Fell für Allergiker erhältlich. Hat das Kind bereits ein Kuscheltier gibt es einen Trick, ab und zu zumindest die gröbsten Allergene aus dem Tierchen zu entfernen: Man legt es für eine Nacht in die Gefriertruhe und wäscht es anschließend mit Hand oder Maschine bei 60 °C. Durch die »Klimatherapie« in der Gefriertruhe sterben die Milben ab und werden anschließend mit der Wäsche entfernt.

Ein weiteres Problem sind feuchte Wohnungen, die vielleicht sogar Schimmelflecken zeigen. Gelingt es nicht, der Feuchtigkeit und dem Schimmel Herr zu werden, sollte man einen Umzug in Erwägung ziehen.

Zu guter Letzt spielt auch noch das geliebte Haustier eine Rolle: Alle Allergologen und Pulmologen plädieren dafür, dass ein Asthmatiker keine Haustiere besitzen sollte. Der Meinung schließe ich mich an, wenn der Patient eine Allergie gegen das betreffende Tier hat. Dem weiteren Argument, die Tierhaare würden auch einen hohen Reizfaktor für die Lunge bilden, schließe ich mich ebenso an. Allerdings ist bekannt, dass Tiere auch eine heilende Wirkung auf kranke Menschen haben können. Insbesondere wenn man bereits ein liebgewonnenes Haustier hat, auf das man nicht allergisch reagiert, wäre es eher schlecht, das Tier abzugeben, da man sicher mehr unter dem Verlust leidet, als von den nicht mehr vorhandenen Tierhaaren zu profitieren. Jeder sollte im Einzelfall entscheiden, ob es wirklich nötig ist, das Tier abzugeben. Vielleicht lässt sich auch ein Zwischenweg finden, der dem Tier Grenzen in der Wohnung zeigt.

Ernährung

Für die Ernährung gibt es keine besonderen Richtlinien. Natürlich sollten bei Nahrungsmittelallergien betreffende Substanzen vermieden werden. Zahlreiche Studien über besondere Ernährungsformen werden immer wieder veröffentlicht, die ich allerdings für fraglich halte.

Sind keine Nahrungsmittelallergien bekannt, sollte der Patient die Dinge essen, die ihm bekommen und die er gerne isst. Insbesondere junge Asthmatiker sollte man nicht mit Verboten quälen. Wie schon häufig betont, müssen dem Patienten nicht noch zusätzliche Aspekte in seiner Lebensqualität geraubt werden.

Gewisse Leitlinien können befolgt werden, wenn sie dem Patienten selbst plausibel erscheinen: Dazu gehört beispielsweise eine ausgewogene Vollwertkost, die viele Ballaststoffe enthält um zu vermeiden, dass der Patient bei Verstopfung zusätzlich Atemprobleme bekommt. Wirklich wichtig ist es für den Asthmatiker, reichlich Flüssigkeit zu sich zu nehmen. Mit dieser Maßnahme kann er sich meist die Einnahme von Schleimlösern ersparen. Andererseits können sehr kalte Getränke auch eine Obstruktion auslösen. Vielen Patienten tut es gut, bei leichter Atemnot warmen Tee zu trinken. Hierbei handelt es sich um Erfahrungen, die sicher nicht auf jeden Asthmatiker zutreffen. Jeder sollte selbst überprüfen, was ihm gut tut.

Infektprophylaxe

Patienten, die an einem intrinsischen Asthma bronchiale leiden, haben häufig auch ein infektinduziertes Asthma. Sobald der Patient leichten Schnupfen bekommt, ist ein Atemnotsanfall in den nächsten Tagen nahezu vorprogrammiert. Ist der Infekt erst einmal da, lässt sich meist kaum noch etwas tun. Daher ist es um so wichtiger, bereits im Vorfeld aktiv zu werden. Eine allgemeine Infektprophylaxe ist schwierig durchzuführen und geht kaum über den Tipp »warm anziehen« hinaus. Wirksam schützen sich kann man sicher vor Beginn des Winters mit einer Grippeschutzimpfung. Die Impfung ist meist vollkommen unproblematisch, wird von den meisten Patienten ohne Nebenwirkungen vertragen und hilft meist wirklich, den Winter relativ unbeschadet zu überstehen. Der Nachteil ist, dass sich das Grippevirus von Jahr zu Jahr ändert und so in jedem Jahr eine neue Impfung durchgeführt werden muss.

Eine weitere Impfung, die jedem Asthmatiker zu empfehlen ist, ist die gegen Pneumokokken. Pneumokokken sind eine Bakterienunterart, die vor allem für das Auftreten von Lungenentzündungen verantwortlich ist. Auch diese Impfung ist sehr gut verträglich und hat den Vorteil, dass sie lediglich alle fünf Jahre aufgefrischt werden muss. Eine weitere Möglichkeit der Vorbeugung ist die »Impfung in Tablettenform«. Hierbei schluckt der Patient einen Monat lang morgens täglich eine Tablette eines Bakterienhydrolysates. Nach einer einmonatigen Pause wird die Prozedur wiederholt und verspricht einen wirksamen Schutz gegen die auf der Packung angegebenen Bakterienstämme.

»Verwächst« sich Asthma?

Früher hieß es oft, Asthma würde sich »verwachsen« und mit zunehmenden Alter bessern. Grundsätzlich ist zu sagen, dass die Prognose für ein extrinsisches Asthma besser ist, als für einen Patienten mit intrinsischem Asthma. Allerdings konnte in einer Langzeitstudie über 30 Jahre nicht nachgewiesen werden, dass sich ein Asthma automatisch verbessert, lediglich eine konsequente Therapie kann die Lebensqualität sichern.

(Quelle: »Kinder brauchen Luft zum Leben e.V.)

13 Partnerschaft

Ein Partner kann wertvolle Hilfe leisten, wenn man im Asthmaanfall selbst nicht mehr schafft, den Arzt zu benachrichtigen. Wünschenswert ist auch, dass sich der Lebenspartner über Asthma informiert und selbst hilft, die Situation der Atemnot zu erkennen und hilfreich zur Seite zu stehen. Allerdings darf die Hilfe des Partners nicht so weit gehen, dass man zum »Patienten« degradiert wird. Wünschenswert ist lediglich, dass der Partner informiert ist und bei Bedarf aktiv mitdenkt. Den Asthmatiker aber mit Samthandschuhen anzufassen und ihm jede noch so kleine Arbeit abzunehmen ist falsch. Eine solche Handlungsweise fördert das Entstehen des Krankheitsgewinnes – was, egal, von welcher Seite betrachtet, den Patienten in die Erkrankung hineintreibt und auf jeden Fall eine Verschlechterung verursacht. Allerdings ist es auch nicht förderlich, den

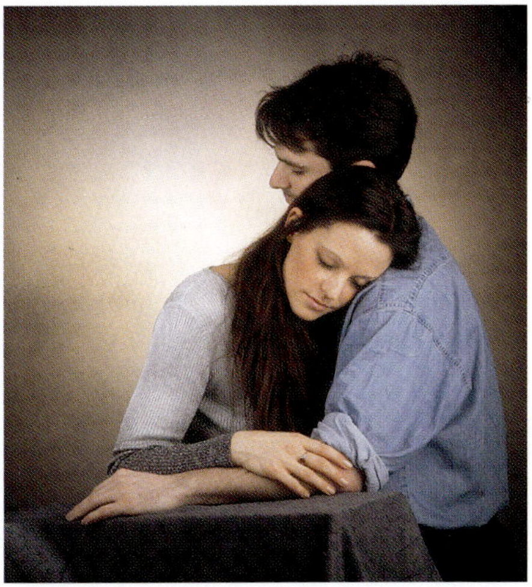

Abbildung 18: Schultern zum Anlehnen.

Partner quasi als »therapeutische Maßnahme« beispielsweise sämtliche eben erworbenen Einkäufe und Wasserkästen tragen zu lassen, und selbst fröhlich pfeifend hinterherzulaufen – auch so etwas wird zwangsläufig die Situation verschlechtern, mit Glück nicht das Asthma, aber sicher die Partnerschaft. Ziel sollte sein, den Partner weiterhin als »ganz normalen Menschen« zu betrachten, der gelegentlich eine kleine Unterstützung benötigt.

»... und was ist mit Liebe?«

Ein Thema, das möglicherweise vielen Asthmatikern auf der Seele brennt, ist die Frage nach der Sexualität, die immerhin auch, ebenso wie der Sport eine belastende Situation im Sinne von »Anstrengung« darstellen kann. Glücklicherweise muss sich der Asthmatiker nicht in seinem Liebesleben einschränken. In einer »gesunden Beziehung« sollte es möglich sein, auch solche Probleme zu besprechen. Da während des Liebesspiels zahlreiche Hormone in den Kreislauf ausgestoßen werden, klagen die wenigsten Asthmatiker über Beschwerden. Sollte man sie dennoch haben, inhaliert man einfach zuvor einige Züge aus dem Dosieraerosol und ist dann, zusammen mit den körpereigenen Stoffen, bestens gewappnet.

Ausnahmesituation Schwangerschaft

Besteht ein konkreter Schwangerschaftswunsch, sollte man sich dringend mit dem behandelnden Pulmologen in Verbindung setzen, um mit ihm diesen

Wunsch und vor allem die Einnahme von Medikamenten zu besprechen. Erstaunlicherweise hat sich gezeigt, dass die Asthmaproblematik während der Schwangerschaft meist deutlich besser wird, so dass die Patientinnen häufig überhaupt keine Medikament benötigen. Allerdings: Dem Kind zu zuliebe sollte man die Medikamente nicht eigenmächtig absetzen in dem guten Glauben, man täte dem Kind wohl. Im Gegenteil! Benötigt die Asthmatikerin die Medikamente, schadet sie sich und dem Kind eher, wenn sie auf Medikamente im Asthma-Notfall verzichtet. Fehlende Sauerstoffversorgung kann für das Kind wesentlich schädlicher sein, als gut ausgetestete Medikamente.

14 Studium und Freizeit

Studium und Behinderung

Leidet man als Student an einer chronischen Erkrankung, die zu einer dauerhaften Beeinträchtigung führt, hat dieser Student ein gesetzlich verankertes Recht einen Antrag auf Nachteilsausgleich zu stellen. An jeder Hochschule gibt es Abteilungen, die sich mit Behinderungen und chronisch kranken Studenten auseinandersetzen und hilfreiche Tipps für Betroffene geben können. Allgemeine Informationen erhält man beim deutschen Studentenwerk (Adresse und Telefonnummer siehe Anhang), oder an jeder Uni vor Ort.

Auch als Arbeitnehmer muss man sich nicht stumm seinem Schicksal hingeben. Besitzer eines Schwerbehindertenausweises, haben ein Recht auf zusätzliche Urlaubstage und unterliegen einem gesonderten Kündigungsschutz. Sofern man einen solchen Ausweis nicht haben sollte, muss der Arbeitgeber dennoch über eine chronische Erkrankung informiert werden. Dies ist zwar nicht gesetzlich verankert, aber sinnvoll, da man als Asthmatiker sicher hin und wieder Fehlzeiten in Kauf nehmen muss, die dem Arbeitgeber möglicherweise unangenehm auffallen. Örtliche Selbsthilfegruppen für Atemwegserkrankungen können bei Fragen bezüglich des Berufes weitere Auskünfte geben.

Freizeitgestaltung und Sport

»Sport – Nein danke«? Asthmatiker sollten nicht aus Angst vor Anfällen oder vermeintlicher Verschlechterung der Symptomatik körperliche Betätigung vermeiden. Zahlreiche Studien haben immer wieder beweisen können, dass sich Ausdauersport positiv auf die Leistungsfähigkeit, das Selbstbewusstsein und den Antrieb auswirkt.

Ausdauersportarten, wie etwa Schwimmen sind eine ideale Anforderung an den Patienten, da aufgrund der hohen Luftfeuchtigkeit ein ideales Klima geschaffen wird und darüber hinaus alle Muskeln zu nahezu gleichen Teilen beansprucht werden. Auch Judo hat sich als empfehlenswerte Sportart erwiesen, bei der der Patient eine deutliche Verbesserung an Motivation, Koordination und Atemtechnik erfährt. Grundsätzlich sollte man eine Sportart ausüben, die auch Spaß macht. Lediglich in Pollenflugzeiten kann Sport im Freien problematisch sein und sollte in dieser Zeit vermieden werden.

»Wie kann man Atemnotanfälle während des Sportes vermeiden?«

Besonders für Patienten, die an einem belastungsindizierten Asthma leiden ist es entscheidend, vor Beginn des Sportes zur Prophylaxe ein oder zwei Hübe des verordneten Dosieraerosol zu inhalieren. Dr. Pfannebecker aus dem Asthmazentrum Berchtesgaden empfiehlt, vor Beginn mit dem eigentlichen Sport ein allgemeines Aufwärmen, um unter anderem Lunge und Herz auf die bevorstehende Belastung vorzubereiten. Bewährt hat sich im Asthmazentrum ein spezielles Training, das bei den die wenigsten Patienten Obstruktion verursacht (aus »Asthma und Sport«, J. Lecheler et al). Die

Patienten werden angehalten, in der »Aufwärmphase« zügig für 100 Sekunden zu gehen, um im Anschluss für 20 Sekunden zu laufen. Dieser Zyklus wird einige Male wiederholt, bevor die eigentliche »Belastungsphase« beginnt. Während der Belastungsphase sollte der Patient, gleich um welche Sportart es sich handelt, nicht sein Belastungsmaximum erreichen wollen, da hierdurch trotz einer Aufwärmphase die Lunge mit einer Obstruktion reagieren kann. In der folgenden »Abklingphase« hat der Patient Zeit, seine Puls- und Atemfrequenz wieder den Ruhewerten anzunähern. Diese Phase ist ebenso wie die Aufwärmphase ein wichtiger Bestandteil des Asthmasportes und sollte nicht vernachlässigt werden, da manche Asthmatiker erst einige Zeit nach der Belastung mit einer Obstruktion reagieren. Diese Konsequenz kann durch die Abklingphase entscheidend reduziert werden.

»Doping«

Einige Asthmatiker sind sogar in der Lage, trotz ihrer Erkrankung Leistungssport zu betreiben. Manche schaffen es ohne Medikamente, andere müssen ihre Lunge mit einem Medikament vorher schützen. Doch hier ist, zumindest was die Teilnahme an Wettkämpfen betrifft, Vorsicht geboten. Einige Mittel, die in der Asthmatherapie eingesetzt werden, fallen unter den Begriff »Dopingmittel«, andere wiederum sind noch nicht einmal meldepflichtig. Professor Lübke von der Universität Osnabrück weist darauf hin, dass es sich bei diesen Mitteln vor allem um Beta-2-Mimetika handelt, von denen in diesem Bericht bereits häufiger gesprochen wurde. Einige Substanzen aus dieser Gruppe wirken, wenn sie hochdosiert in die Vene gespritzt werden, hemmend auf den Abbau von Körpereiweiß. Indirekt könne man darauf schließen, dass eine Zunahme der Muskelmasse verursacht werden kann. Die Substanzen, denen dieser Effekt nicht nachgewiesen wurde, sind Terbutalin, Salbutamol und Reproterol. Sollte man das Ziel haben, an einem offiziellen Wettbewerb teilzunehmen, ist es sicher sinnvoll, sich rechtzeitig mit seinem behandelnden Arzt über die Medikamentenauswahl zu beraten (Information der Ärztezeitung, Mai 1998).

15 Ausblick in die Psychologie

Psychologie oder Medizin?

Psychosomatik

Der Begriff »Psychosomatik« wurde 1818 von J. Hernimmt erstmals verwandt. Aus der psychoanalytischen, somatischen Medizin stellt man die These auf, dass eine organische Krankheit dadurch entsteht, dass unbewusste, vielleicht sogar auch bewusste psychische Probleme auf die Physis übertragen werden. Begründet wird dies mit der vagen Annahme, dass eine organische Erkrankung weit mehr gesellschaftlich akzeptiert wird, als eine psychische Erkrankung. Eine andere Definition beschreibt die Psychosomatik als Lehre von körperlich-seelisch-sozialen Wechselwirkungen in der Entstehung, im Verlauf und in der Therapie menschlicher Erkrankungen. »Sie muss ihrem Wesen nach als eine personenzentrierte Medizin verstanden werden« (nach Hoffmann und Hochapfel).

Der Asthmapatient im Kreuzfeuer

In einer Studie wurden zwei Patientengruppen von Asthmatikern beobachtet. Die erste Gruppe wurde als »offenabhängig« bezeichnet. Ihr Verhalten präsentierte sich so, dass sie den Arzt tendenziell eher zu häufig, als zu selten besuchet und dabei eine übermäßige Nähe zum Arzt herstellt. Dabei neigte diese Gruppe auch eher dazu, die verordneten Medikamente überzudosieren. Die andere Patientengruppe wurde als die »pseudounabhängige Gruppe« beschrieben. Im Gegensatz zu der ersten Gruppe unterdosierten diese Patienten ihre Medikamente, konsultierten den Arzt seltener und im Anfall später. Darüber hinaus gaben die Patienten an, mehr Angst vor den Nebenwirkungen der Medikamente, insbesondere Kortison, zu haben, als vor einem möglichen Anfall, dabei wurden die Gefahren eines Asthmaanfalles bagatellisiert und die Beschwerden sogar verleugnet, selbst wenn sie objektiv deutlich existierten.

Als Asthmatiker hat man auf keinen Fall einen »Knacks in der Psyche«, auch wenn diese Meinung immer noch verbreitet ist. Aus diesem Phänomen, in Stresssituationen schlechter Luft zu bekommen, kann man vielleicht sogar eine Tugend machen, in der Weise nämlich, dass man immer einen Indikator mit sich führt, der sich schon, bevor es zu spät ist, bemerkbar macht. Man hat zwar Asthma, andererseits erfährt man frühzeitiger als alle anderen, dass der Körper und die Psyche eine Pause benötigen.

Einfluss der Psyche auf Asthma bronchiale

Regt sich ein Patient auf, ist er emotional belastet, auch in positivem Sinn. Es kommt es zu einer gesteigerten Atmung, die übrigens kein Phänomen des Asthmatikers ist. Für den Asthmatiker kann dies dennoch Konsequenzen haben, die durch die vermehrte Atemarbeit bedingt sind – seine Bronchien verkrampfen sich. Durch die psychische Erregung wird die Aktivität des Parasympathikus erhöht, und damit die muskuläre Spannung der Bronchien gesteigert. Atemnot, medizinisch als Dyspnoe bezeichnet, ist darüber hinaus eine subjektive Empfindung, die von vielen Faktoren beeinflusst werden kann. Aber auch dies ist kein Zeichen dafür, dass der Asthmatiker »psychisch gestört« ist. Jeder kennt es von sich selbst, dass ein körperliches Leiden um so stärker empfunden wird, wenn man ohnehin in schlechter Grundstimmung ist. Es gilt als gesichert, dass für den Asthmaanfall zu 47 % Allergene, 80 % Infekte der Atemwege und zu 67 % psychische Faktoren als Auslöser verantwortlich sind, wobei zwischen diesen Faktoren sicherlich auch Wechselwirkungen bestehen. Aus Befragungen wurde deutlich, dass bei vielen Patienten bereits die Vorstellung der Inhalation einer bronchokonstriktorisch wirksamen Substanz zu einer Obstruktion führen kann.

16 Therapiemöglichkeiten der Psychologie

In die Psychotherapie fallen zahlreiche Ansätze. Sie reichen von der Gesprächs- und Gestalttherapie über Bewegungs- und Musiktherapie bis zur Psychoanalyse und Gesprächstherapie. Ihre einzige Gemeinsamkeit: Allen Therapieformen mit psychologischen Mitteln zu begegnen. Die Kurzform der Psychoanalyse (»Fokustherapie«) behandelt einen zu Therapiebeginn definierten Konflikt und verzichtet auf andere Interpretationen. Die Gesprächstherapie ist nicht nur konfliktzentriert sondern auch erlebnisorientiert.

Die Dauer der Gesprächstherapie umfasst im Mittel 20 Stunden, ist insofern wesentlich überschaubarer für den Patienten und zielt darauf hin, dass er »ein erhöhtes Ausmaß an seelischer Funktionsfähigkeit im sozialen und emotionalen Bereich, einhergehend mit größerer Selbstachtung und Selbstannahme« erhält (Hoffmann/Hochapfel).

Zu den übenden Psychotherapien gehören das autogenen Training und die Verhaltenstherapie. Die konzentrative Selbstentspannung des autogenen Trainings geht auf J. H. Schulz zurück. Dabei werden durch verbale Äußerungen Empfindungen des Körpers, wie Wärme oder Schwere, eingeübt. Ziel dieser Übungen ist vor allem die Entspannung, von der ein an Asthma leidender Patient sicher profitieren kann.

Die Verhaltenstherapie basiert auf der experimentellen Lernpsychologie. Dabei sind zwei Gruppen zu unterscheiden: Zum einen die Aneignungs- zum anderen die Beseitigungstechnik, die aber immer parallel in der Verhaltenstherapie eingesetzt werden. Bei der Aneignungstechnik geht es darum, dem Patienten neue Verhaltenstechniken näher zu bringen. Umgekehrt versucht die Beseitigungstechnik, erlernte, schädigende Verhaltensweisen abzubauen. Ob oder welche Therapie für den einzelnen Patienten sinnvoll ist, sollte mit dem behandelnden Arzt besprochen werden. Wichtig ist sicher auch, sich nicht zu einer Therapie zu zwingen.

»Krankheitsgewinn« durch Asthma bronchiale

Der »Krankheitsgewinn« beschreibt einen »objektiven und/oder subjektiven Vorteil«, den ein Mensch aus seiner Krankheit zieht, z. B. durch Zuwendung und Anteilnahme, als eventuelle Möglichkeit zur besseren Abwehr von Schuldgefühlen oder belastenden Verpflichtungen – dies wird als Flucht in die Krankheit oder auch als primärer »Krankheitsgewinn« bezeichnet. Der primäre »Krankheitsgewinn« ist nach psychoanalytischen Modell mit der Entstehung der Symptomatik selbst verbunden, so kann durchaus bewusst gesundheitsschädliches Verhalten, wie Rauchen, schon Teil des primären Krankheitsgewinns sein.

Der sekundäre »Krankheitsgewinn« fördert vermutlich die Persistenz einer Krankheit und geht einher mit Entlastung von alltäglichen Verpflichtungen, Gewährung sozialer und ökonomischer Vorteile. Asthma ist eine Erkrankung, bei der ein Patient leicht unbewusst in das Verhalten des »Krankheitsgewinnes« abrutschen kann, immerhin ist ein Asthmaanfall durch seine Natur etwas ausgesprochen Auffälliges, mit dem der Patient problemlos die Aufmerksamkeit und das Mitleid seiner Umgebung auf sich ziehen kann.

Belastung und Bewältigung

1936 beschrieb Anna Freud erstmalig in dem Werk »Das Ich und die Abwehrmechanismen« verschiedene Strategien der Patienten, die als Reaktion auf die verschiedensten Erkrankungen eingesetzt wurden. Verdrängung, Ungeschehenmachen, Wendung gegen die eigene Person und Verkehrung ins Gegenteil waren unter anderem die von Anna Freud entwickelten Abwehrmechanismen. Heutzutage weiß man, dass nahezu jeder psychische Vorgang zur Abwehr eingesetzt werden kann (Hoffmann et al.). Die eingesetzten Abwehrmechanismen fließen mit sogenannten Coping (Bewältigungs)-Strategien mit ein. Coping, die Krankheitsbewältigung, »kann als das Bemühen bezeichnet werden, bereits bestehende oder zu erwartende Belastungen durch Krankheit innerpsychisch (emotional/kognitiv) oder durch zielgerichtetes Handeln zu reduzieren« (Heim, 1988). Diese Prozesse spielen eine große Rolle bei akut lebensbedrohlichen und chronischen Erkrankungen. Wozu aber setzt der Patient diese Abwehrmechanismen ein? Vorstellbar ist, dass durch diese Mechanismen bedrohende Wahrnehmungen des Patienten aus seinem Bewusstsein verdrängt werden, um seine Handlungsfähigkeit nicht durch Überflutung zu verlieren. Einige Abwehrstrategien sollen kurz erläutert werden, die einst von Anna Freud entwickelt wurden und nach Hoffmann und Hochapfel heute von Bedeutung sind.

Rationalisierung:

Dieser Mechanismus kann verständlich an der Fabel des Fuchses verdeutlicht werden, der nicht an die Trauben heranreicht, sie letztlich als ohnehin nicht schmackhaft bezeichnet und behauptet, sie daher gar nicht zu wollen.

Verdrängung und Verleugnung:

»Fasst man Verdrängung als einen Oberbegriff für das Unbewusstmachen von psychischen Inhalten auf, dann wäre Verdrängung im engeren Sinne das Zurückweisen von innen kommender Impulse und die Verleugnung das Zurückweisen von außen kommender Reize« (J. S. Wermlinghoff).

Zur Krankheitsbewältigung werden – und diese Begriffe erscheinen für den Alltag verständlicher zu sein als die rein psychologischen Termini – von den Patienten eingesetzt: Depressiv-ängstliche Verarbeitung, Verbergen der Krankheit, Kortison- und Arztvermeidung.

Schon Cicero wusste, was heute immer noch gilt – Jeder hat sein Päckchen zu tragen. Viele Menschen hadern mit sich, bejammern ihr Schicksal und erkennen nicht, dass auf die eine oder andere Art jeder Mensch in seinem Leben Dinge erfährt, die ihm nicht gefallen. Vielleicht hat ein Anderer wirklich nicht ständig Atemnot, dafür möglicherweise keine Arbeit, oder er lebt in ständigem Streit mit seiner Familie – die Liste könnte unendlich fortgesetzt werden.

Meiner Ansicht nach gibt es auch nur ein Mittel, das helfen kann, über das eigene Schicksal hinwegzukommen: Es zu akzeptieren. Letztlich hat man nur dies eine Leben und dieses hat auch nur den Sinn, den man ihm selbst gibt. Damit hat man zwei Chancen – entweder man zerbricht unter der Last und verbringt sein Leben damit, sich zu bedauern – oder man erkennt, dass ein glückliches Dasein dennoch kein Ding der Unmöglichkeit ist.

Die Lebenskunst besteht auch darin, sich über Nichtigkeiten zu freuen – nach einem schweren Asthmaanfall kann dies durchaus bedeuten, unbeschwerte Atemzüge zu genießen. In dieser Nichtigkeit liegt letztlich auch wieder eine Besonderheit – welcher Mensch, außer denen, die wissen, wie schwierig atmen sei kann, ist schon in der Lage, sich über einen Atemzug zu freuen? Sicher ist es manchmal sehr ärgerlich, wenn es »wieder einmal« nötig ist, aufgrund von Atemnot den Arzt zu konsultieren, dennoch kann ich für mein Leben sagen, dass ich froh bin, »nur« Asthma zu haben, es gibt so viele schlimmere Erkrankungen.

Und, last but not least, denke ich, eine Erkrankung kann dem Patienten auch neue Wege erschließen.

17 Tipps für den Alltag

An dieser Stelle möchte ich gerne einige Hinweise für den Alltag geben: Dies betrifft vor allem Dinge, die ich während meines Lebens als Kind, später als Jugendliche und heute als erwachsene Asthmapatientin erfahren habe.

»Zu viele Medikamente?«

In der Asthmatherapie gibt es heute glücklicherweise viele Medikamente, die dem Asthmatiker das Leben so erleichtern können, dass er nahezu uneingeschränkt belastungsfähig ist. Leider ist es in der Tat so, dass für diesen Preis oft eine stattliche Anzahl an Medikamenten eingenommen werden muss und man sich sicher fragt, ob man so viel »Chemie« schlucken möchte. Leider gibt es darauf nur eine Antwort – es ist nötig, wenn der Arzt diese Medikamente verschrieben hat. Ein Leben mit Atemnot ist schlimmer, als eine Tablette zu nehmen.

Hat man allerdings den Eindruck, der Arzt verschreibt zu viele oder unnötige Medikamente sollte man mit ihm ein klärendes Gespräch führen, oder im Zweifelsfall den Arzt wechseln. Grade bei einer chronischen Erkrankung ist es wichtig, zu seinem behandelnden Arzt ein gutes Verhältnis zu haben.

Auch gegen Ansätze aus der Naturheilkunde ist nichts einzuwenden. Ist ein Kind aber allergisch belastet, sollte man auch bei pflanzlichen Medikamenten vorsichtig sein.

»Kortisonangst«?

In Deutschland herrscht angeblich eine Kortisonangst, wie sie in anderen Ländern nicht existiert. Kortison ist ein Medikament, das unbestritten viele Nebenwirkungen hat, von denen man einige sicher lieber nicht am eigenen Leib erfahren möchte. Andererseits wird eine Dauertherapie mit Kortison auch wirklich nur eingeleitet, wenn es nötig ist.

Auch das sollte man sich immer vor Augen führen: Asthma ist heutzutage gut zu behandeln, aber nur dann, wenn der Patient »mitmacht«. Im Fall von Kortison ist die Bereitschaft des »Mitmachens« (der Arzt bezeichnet dies als Compliance) sehr gering. Aber: Es kommen auch immer wieder Todesfälle bei Asthmapatienten vor, deren Ursache vor allem die ist, dass die Patienten sich nicht an die Medikation gehalten und schließlich zu spät den Arzt benachrichtigt haben.

In Absprache mit dem Arzt wird eine Kortisontherapie grundsätzlich weitgehend vermieden. Sollte es dennoch nötig sein, wird immer die niedrigste Dosis gewählt, und diese so bald wie möglich reduziert. Vor einmaligen Gaben braucht man keine Bedenken zu haben, genauso wenig wie vor den inhalativen Kortisonsprays. Die Pharmaindustrie ist ständig bemüht, die Nebenwirkungen bei den Präparaten zu reduzieren.

Lohnt sich die Anschaffung eines elektrischen Verneblers?

Ein elektrischer Vernebler ist recht sinnvoll, da die Inhalation mit dem Gerät zusätzlich den Vorteil hat, die einzuatmende Luft anzufeuchten. Die meisten Wirkstoffe, die in den Dosieraerosolen vorkommen, sind auch als Lösung für ein Inhaliergerät erhältlich, entweder bereits als Fertiginhalat, das einfach nur in die Verneblerkammer eingefüllt werden muss, oder als Tropfen, die in der Kammer mit Kochsalz verdünnt werden. Der weitere große Vorteil elektrischer Vernebler ist, dass es möglich ist, den Wirkstoff über einen längeren Zeitraum entspannt einzuatmen, was im Asthmaanfall oft zu großer Erleichterung führt. Bei Erkältungen kann in den Vernebler auch normale Kochsalzlösung eingefüllt werden, um Nase und Atemwege zu befeuchten und damit hilft, den Schleim abzuhusten. Zur Luftbefeuchtung sollte man aber kein normales Leitungswasser einfüllen, da dies auf manche Asthmatiker den gleichen Effekt wie nebliges Wetter hat. Weiterhin muss man darauf achten, die benutzten Teile jedesmal gründlich heiß auszuspülen und gelegentlich zu desinfizieren, da sich in der feuchten Umgebung Bakterien und Viren ansiedeln können.

Die meisten Krankenkassen beteiligen sich an der Anschaffung eines Inhaliergerätes, einige übernehmen die Kosten sogar ganz.

Die Alternative zum üblichen Vernebler sind Inhaliergeräte, die mit Druck arbeiten, sogenannte IPPB-Inhalatoren. Dabei nimmt der Patient das Mundstück in den Mund, atmet kurz an, sobald das Gerät diesen Luftstrom registriert, »pus-

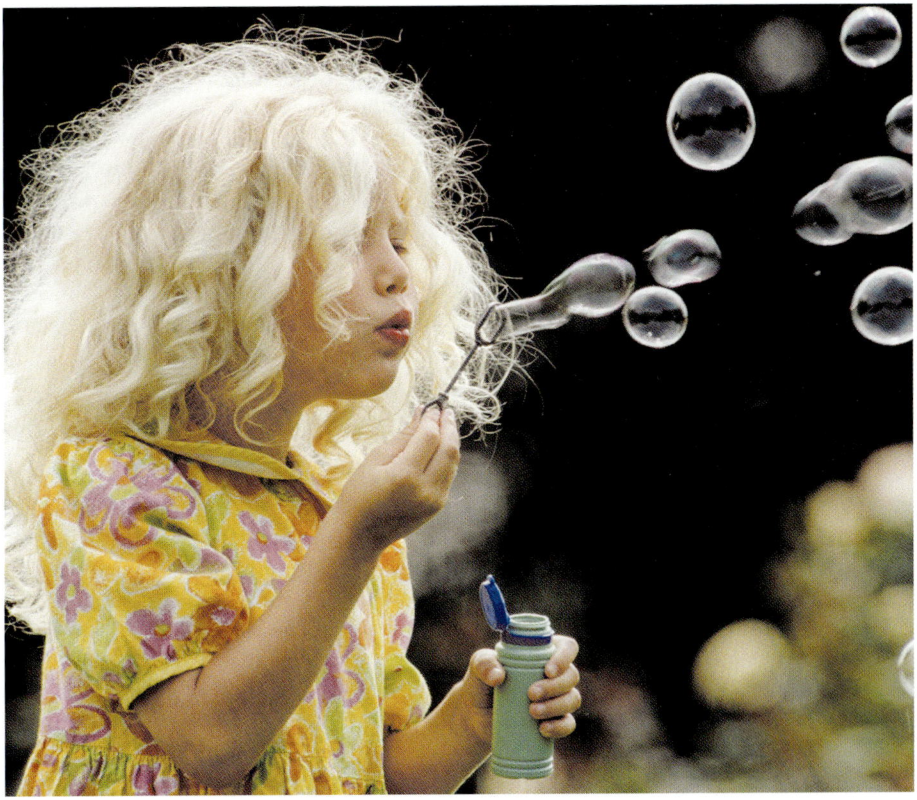

tet« es eine vordefinierte Menge Luft mit variablem Druck in die Lunge. Besonders angenehm ist diese Form der Inhalation bei Atemnot, da man sich das mühevolle Einatmen erspart. Allerdings bedarf diese Form der Inhalation einer gewissen Übung. Die Kostenübernahme durch die Krankenkasse ist etwas schwieriger, kann im Einzelfall aber sicher ausgehandelt werden. Vor der Anschaffung sollte man wissen, welche Form der Inhalation am angenehmsten ist.

Viele Asthmatiker, vor allem die, die schon lange und schwer an Asthma erkrankt sind, neigen dazu, ihre Krankheit auf die leichte Schulter zu nehmen. Grade im Anfall hadern sie mit sich »ob es wirklich schlimm ist, oder man lieber noch mal abwartet, bis man den Arzt aufsucht« (Das beruht auf eigenen Erfahrungen!). Diesen Patienten sei gesagt, dass man, obwohl man vom Gegenteil überzeugt ist, in der Situation ganz einfach nicht mehr objektiv ist und besser dem Partner oder einer anderen Person glaubt, die den Anfall schon häufiger miterlebt hat und beurteilen kann, dass es »an der Zeit ist, den Arzt zu rufen«.

Aus falscher Scham heraus sollte man sich nicht ins Auto setzen, um den Arzt zu aufzusuchen, ist man erst einmal unterwegs und der Zustand verschlechtert sich rapide, kann der Anfall auch böse enden (mein persönliches »Meisterwerk« war, mich im Anfall auf ein Fahrrad zu schwingen und mit letzter Kraft beim Arzt anzukommen…). Letztlich gefährdet man nicht nur sich sondern auch andere Verkehrsteilnehmer.

Bequemer und vor allem sicherer ist es, »112« zu wählen, um den Rettungsdienst zu alarmieren. Der hausärztliche Notdienst (Kassenärztlicher Notdienst / Notdienstarzt) ist mit einem Asthmaanfall meist überfordert, außerdem hat der Notdienstarzt nicht die Ausrüstung, die zur Überwachung und Therapie eines Asthmatikers nötig ist.

Wenn man sich wirklich unsicher ist, ob man sich »nun einbildet, keine Luft zu bekommen« oder es tatsächlich so ist, kann man kleine Versuche starten, die deutliche Beweise liefern. Man kann versuchen, aus 30 cm Entfernung eine Kerze auszupusten. Probehalber kann man auch einen Treppenabsatz herauf laufen oder eine Melodie singen. Dabei gilt es nicht, Ehrgeiz zur Vollendung der Tätigkeit zu entwickeln, sondern um festzustellen, wie nötig der Besuch eines Arztes ist. Häufig habe ich in der Vergangenheit bei mir selbst feststellen müssen, dass ich meine Situation nicht erkannte, oder vielmehr: trotzig nicht erkennen wollte und pfeifend wie eine Dampflok weiter herumlief. Ganz klar – das ist kein akzeptables Verhalten. Asthma wird um so schwieriger therapierbar, je weiter der Anfall vorangeschritten ist und, um es erneut zu betonen, kein Arzt der Welt nimmt es einem Asthmatiker übel, wenn er zu ihm gerufen wird.

Überdosierung von Dosieraerosolen

Viele Asthmatiker gebrauchen ihr Dosieraerosol im Asthmaanfall exzessiv, in der Hoffnung auf verbesserte Atmung. Leider ist dazu zu sagen, dass von einer Tagesdosis von 12 Hüben an die Wirksamkeit stetig abnimmt, im Gegenzug die Nebenwirkungen aber überproportional ansteigen. Nebenwirkungen, die sind sicher jedem Asthmatiker bekannt sind: Herzklopfen mit über 100 Schlägen pro Minute, zitternde Finger und Kopfschmerzen. Der erste Aspekt, der medizinisch auch als »Tachykardie« bezeichnet wird und definitionsgemäß ab einer Schlagfrequenz von über 100 Schlägen pro Minute eintritt, ist nicht nur unangenehm, sondern kann auch ernstere Konsequenzen haben.

Weitere Konsequenz: »Hypokaliämie«

Kalium ist ein Elektrolyt, der im Körper vor allem in den Zellen vorkommt und entscheidend beispielsweise für das Herz ist. Wie bekannt, ist der Körper keine starre Vorrichtung, sondern wie der Atem befindet sich alles in einem »Fließgleichgewicht«. Das gilt auch für die Elektrolyte, die sich in ständigem Austausch zwischen der Zelle und dem umgebenden Raum bewegen. Dabei sind alle Stoffe auf eine gleichbleibende Konzentration angewiesen, genauso wie man nicht plötzlich anstatt einem halben Liter, den man einatmet, plötzlich nur noch mit 50 Millimetern auskommen könnte. Vermehrter Gebrauch von Dosieraerosolen führt über komplizierte Mechanismen zu einer starken Verminderung an Kalium, zu einer Hypokaliämie. Ist diese ausgeprägt, kann es zu Veränderungen im EKG kommen, insbesondere wenn das Herz durch die oben beschriebene Tachykardie ohnehin schon wesentlich empfindlicher ist. Weitere Folgen sind Magen-Darm-Beschwerden, Muskelschwäche, Apathie und Nierenfunktionsstörungen.

Zum Schluss sei erwähnt, dass ich durch die langjährige Erfahrung zwar viel weiß, dieser Sachverhalt mich aber auch im Anfall nicht schlauer macht und es immer wieder zu Auseinandersetzungen mit meiner Familie bei der Frage kommt, ob ein Arzt gerufen werden soll.

Schwerbehindertenausweis

Was ist eine »Behinderung« – zähle ich als Asthmatiker dazu?

Die WHO geht bei der Definition der »Behinderungen« von einigen Begriffen aus:

Vorliegen einer Schädigung:
Dies betrifft Mängel oder Abnormitäten der anatomischen, psychischen oder physiologischen Funktionen und Strukturen des Körpers.

Beeinträchtigung:
Behindert ist, wer eine ständige Funktionsbeeinträchtigung oder -mängel aufgrund von Schädigungen erfährt, die typische Alltagssituationen behindern oder unmöglich machen.

Wie erhalte ich einen Schwerbehindertenausweis?

Zunächst wird ein Antrag beim zuständigen Versorgungsamt gestellt, in dem genaue Angaben über Auswirkungen von Gesundheitsstörungen gemacht werden müssen. Beigefügt werden sollten ärztliche Bescheinigungen und eventuell vorhandene Bescheide über Behinderungen. Der Antrag wird durch ein ärztliches Gutachten beurteilt.

Die nächste Stufe ist der Feststellungsbescheid des Versorgungsamtes, dem, bei Genehmigung, die Ausstellung eines Schwerbehindertenausweises folgt. Liegt der Grad der Behinderung (GdB) bei über 50 %, erhält man einen Schwerbehindertenausweis. Bei einer Ablehnung gibt es die Möglichkeit zu Widerspruch oder Klage.

Wozu dient der Schwerbehindertenausweis?

Der Schwerbehindertenausweis hilft, finanzielle Unterstützung und sogenannte

Nachteilsausgleiche für die Behinderung zu erhalten. Schwerbehinderte, die in einem Arbeitsverhältnis stehen, erhalten mehr Urlaub und haben einen besonderen Kündigungsschutz. Allerdings birgt der Ausweis auch Nachteile in sich: z. B. ist man verpflichtet, dies in einer Bewerbung um einen Arbeitsplatz zu vermerken. Manche Betriebe stellen Behinderte bevorzugt ein, andere vermeiden dies gerne.

18 Notfall

Notfall und Erstversorgung im häuslichen Bereich – Tipps für die Angehörigen:

Verschlechtert sich das Befinden des Asthmatikers zunehmend, sollte schnellstens ärztliche Hilfe durch einen Rettungs-(Not-)Arzt in Anspruch genommen werden, weil die Erstversorgung meist eine rasche Verbesserung der Atemnot bewirken kann. Geht es dem Patienten schlecht, muss der Rettungsdienst umgehend benachrichtigt werden. Auch wenn es mitten in der Nacht ist, üben Sie keine Zurückhaltung, der Rettungsdienst ist 24 Stunden rund um die Uhr einsatzbereit!

Die Erstversorgung besteht darin, Theophyllin und Kortison zu spritzen. Zusätzlich wird ein Betamimetikum, beispielsweise Bricanyl®, verareicht. Bessert sich das Verhalten während eines Asthmaanfalles nicht, ist die weitere Versorgung in einer Klinik notwendig und sinnvoll.

Es klingt unglaublich bedrohlich, wenn der Brustkorb eines Asthmatikers wie eine Geisterbahn klingt – es handelt sich dabei um reichlich Schleim, der die Atemwege verlegt. Durch die vorbeiströmende Luft entstehen diese Geräusche, die zwar nicht unbedingt ein Wohlbefinden des Patienten signalisieren, aber auch zunächst, wird eine Therapie eingeleitet, nicht sehr bedrohlich sind. Diese Atemgeräusche werden als Giemen und Brummen bezeichnet. Für Angehörige gilt, dass sie sicherlich im Laufe der Zeit den Zustand zu beurteilen lernen und Veränderungen erkennen können. Dennoch kann es hilfreich sein, den folgenden Asthma – Score einzusetzen:

Erhält man nach der Erhebung des Befundes einen Punktestand über vier, so ist der Patient schwerkrank und bedarf umgehender Behandlung.

Innerhalb der Familie bekommen die Angehörigen meist ein gutes Gespür für das Befinden des Asthmatikers. Mit dem Patienten zu sprechen, ist ein gutes Mittel der Ablenkung. Aber: Erwarten Sie keine Antwort und lenken Sie die Unterhaltung so, dass sich der Patient nicht zum Antworten verpflichtet fühlt. Eine meiner Erfahrungen mit einem wohlwollenden Angehörigen war diese: Mein

Tabelle 2: Asthma-Score.

Befund / Symptom	**0**	**Pro zutreffendem Symptom Vergabe eines Punktes**
Verlust der Belastungsfähigkeit	nein	ja
Einsatz der Atemhilfsmuskulatur	nein	ja
Giemen und Brummen auf Distanz hörbar	nein	ja
Atemfrequenz pro Minute	< 25	> 25
Pulsfrequenz pro Minute	< 120	> 120
Peak-Flow (l/min)	> 100	< 100

Lebenspartner eilte, während ich grade in einen Anfall hineinrutschte, ins Nebenzimmer, um dort Medikamente zu holen. Als er sie nicht fand, rief er mir zu, ob nicht ich eine Idee hätte, wo entsprechende Medikamente zu finden seien. Nach einiger Zeit kam er irritiert zurück, weil ich nicht antwortete. Erst jetzt bemerkte er seinen Gedankenfehler – denn ich hatte geantwortet! Hätte er zehn Zentimeter neben mir gestanden, würde er mein »nein« auch vernommen haben.

Zu guter Letzt:

»Nobody is perfect« und der Umgang mit chronisch kranken Menschen kann sich sowohl im Anfall, als auch im Alltag als kompliziert entpuppen.

Aber geben Sie nicht auf – Sie sollten lediglich während des Anfalls eine Stütze für Ihren Angehörigen sein. Für jeden Tag ist dies Verhätscheln nicht förderlich, der Asthmatiker muss – leider – selbst lernen, wie er mit seiner Krankheit umzugehen hat.

Notfallplan

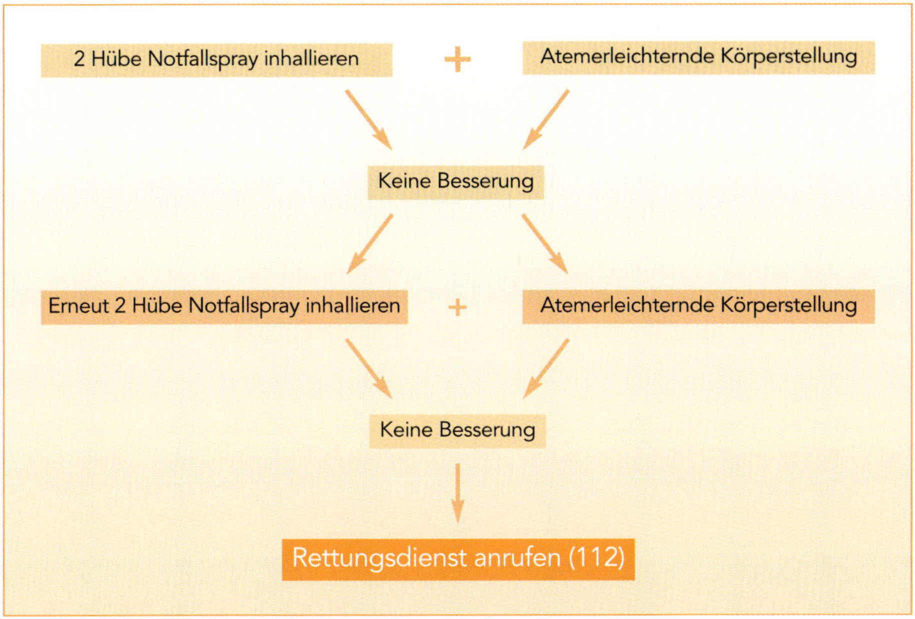

Name des Asthmapatienten: ....

Telefonnummer des Hausarztes: ....

Telefonnummer des Lungenfacharztes: ....

Telefonnummer des Rettungsdienstes: **112**

Ich verwende folgendes Notfallspray: ....

Ich bewahre das Notfallspray dort auf: ....

19 Persönliches Resümme – Asthma na und?

Einige Zeit habe ich darüber nachgedacht, welchen Fall ich an dieser Stelle einfüge, damit es nicht nur eine Beschreibung ist, sondern ein Bericht, der zeigt, dass man auch mit einer Beeinträchtigung ein erfülltes Leben führen kann und es durchaus möglich ist, aus der Not eine Tugend zu machen. Aus diesem Grund habe ich mich für meine eigene Geschichte entschieden, auf die ich besonders auch unter dem Absatz »Tipps für Angehörige und Betroffene« gelegentlich verwiesen habe.

Der Sinn dieses Buches ist es nicht, nur das Dokument eines medizinischen Falles zu liefern, sondern es richtet sich vor allem an Betroffene, denen die Beschreibung Mut machen soll.

Ich wurde im Sommer 1974 in Frankfurt am Main geboren. Meine Geburt erfolgte in der 34. Schwangerschaftswoche als Folge einer Gestose (sogenannte »Schwangerschaftsvergiftung«, verbunden mit Bluthochdruck und Ödemen). Aufgrund des frühen Termins und des niedrigen Geburtsgewichtes von 1700 g wurde ich sofort in die Unversitätsklinik gebracht, ein Brutkasten wurde für die nächste Zeit mein neues Zuhause.

Die Windel bis zu den Schultern gezogen lag ich in der Klinik und wartete, bis ich ausreichend zugenommen hatte. Der erste Besuch meiner Mutter fiel wohl für Beide enttäuschend aus. Meine Mutter glaubte, einen kleinen Affen geboren zu haben, ich fühlte mich vermutlich in den Armen einer fremden Frau. Vier Wochen später trat ich die Heimreise an und entwickelte mich prächtig.

Nach meinem zweiten Lebensjahr zogen wir aufs Land, in das Dorf, wo auch meine Großeltern wohnten. Während des Winters zog ich mir eine hartnäckige Erkältung zu, rasselte und hustete. Der Hausarzt erklärte den Zustand als unkompliziert. Später stellte sich heraus, dass der »unkomplizierte Zustand« eine Lungenentzündung gewesen war – der Meilenstein für das Asthma war gelegt. Von da an befand ich mich regelmäßig bei Kinder- und Notärzten und immer öfter im Krankenhaus. Zweimal hatten die Ärzte mit lebensbedrohlichen Zuständen zu kämpfen und bereiteten meine Eltern auf »das Schlimmste« vor, einmal als ich acht Jahre war und einmal kurz nach meinem dreizehnten Geburtstag. Glücklicherweise bin ich dadurch nicht allzu traumatisiert worden, der Körper hat die wertvolle Einrichtung der Bewusstlosigkeit.

Als ich fünfzehn wurde, ging es mit meinem gesundheitlichen Zustand immer weiter bergab. Leider wurden auch die schulischen Leistungen immer schlechter, ich hatte durch die vielen Fehlzeiten in der Schule massive Lücken, die ich nicht mehr füllen konnte. Zudem fehlte mir allmählich auch der Wille, ich hatte keine Lust mehr, ständig krank zu sein und auch noch auf vielfältige Weisen dafür bestraft zu werden. Nach dem Winter erfuhr ich schließlich die allerschlimmste Strafe – so schien es – heute weiß ich, dass mir nichts Besseres hätte passieren können: Ich sollte ins Internat, in das Asthmazentrum nach Berchtesgaden. Ich hatte zu diesem Zeitpunkt meinen ersten Freund und fühlte mich »abgeschoben«. Ich konnte nicht erkennen, dass es für meine Eltern sicher genauso schmerzhaft war, mich an einen Ort zu schicken, der über 600 Kilometer entfernt lag. Schließlich einigten wir uns auf einen Kompromiss – einen Monat sollte ich durchhalten, wenn es dann nicht auszuhalten wäre, sollte ich wieder nach Hause kommen dürfen.

Einige Tage nach Silvester 1990 fuhren wir in den Ort, der acht Monate im Jahr unter einer dichten Schneedecke in der Nähe von Salzburg liegt. Glücklicherweise geriet ich dort an eine Erzieherin, die mich liebevoll aufnahm und für alle Kümmernisse da war. Über eine Sache konnte sie mir allerdings nicht hinweghelfen: Die Kommunikationsprobleme. In der Tat habe ich während der ersten Zeit dort niemanden verstanden, dafür liebe ich bayerisch heute um so mehr. Im Asthmazentrum Berchtesgaden gab es feste Regeln, mit denen ich zunächst nicht ganz einverstanden war: Einmal pro Woche Vorstellung beim Arzt, morgendliche Peak-Flow-Kontrolle, zum Inhalieren nachts aufstehen, fest organisierte, unumgängliche Lernzeiten.

Der erste Erfolg des Aufenthaltes stellte sich bald ein und die schulischen Leistungen besserten sich zusehend. Allmählich besserte sich auch mein Gesundheitszustand und erst als ich erkannte, dass ich selbst gesund werden möchte, ging es rapide bergauf, allerdings nie ohne Medikamente.

1994 verließ ich Berchtesgaden schweren Herzens, dafür mit dem Abiturzeugnis in der Tasche, um in Frankfurt meine Ausbildung zur Kinderkrankenschwester zu beginnen.

Dieser Berufswunsch war während der zahlreichen Aufenthalte im Krankenhaus entstanden, vor allem auf dem Boden unbarmherziger Krankenschwestern, die mich mitten in der Nacht zwangen, apfelgrosse Tabletten zu schlucken. Sicherlich waren die Tabletten kleiner, allerdings änderte dies nichts an dem Vorhaben, es »besser« zu machen. Bald merkte ich aber, dass ich es zwar besser machen konnte, es mich aber nach »mehr« dürstete, in der Form, Kinder nicht nur vor gemeinen Tabletten zu bewahren, sondern ihnen wirklich zu helfen. So schloss sich an die Ausbildung auch noch das Medizinstudium an mit dem Ziel eines Tages Ärztin für asthmakranke Kinder zu werden.

Was das Asthma betrifft, kann ich sagen, dass ich gelernt habe, gut damit zu leben, was aber nicht bedeutet, dass ich vor Anfällen gefeit bin. Heute, zwei Jahre nach dem Schreiben dieser Zeilen und nach dem Erscheinen meines Buches, brauche ich nur noch zweimal im Jahr einen Arzt.

10 Fragen 10 Antworten

Muss ich wirklich ständig Kortison inhalieren?
Von einem gewissen Schweregrad des Asthmas an, den der Arzt feststellen kann, ist es wichtig, die Entzündung in den Atemwegen kontinuierlich mit einem antientzündlichen Wirkstoff, dem Kortison, zu behandeln. Diese Wirkung kann nur erzielt werden, wenn das Medikament regelmäßig inhaliert wird, da der Effekt erst nach einer Woche einsetzt. Insofern hilft es nicht, wenn man nur während einer schlechten Phase inhaliert.

Hilft mir das Kortison während eines Anfalles?
Das Kortison wirkt nicht im Notfall. Wenn man allerdings vorher regelmäßig Kortisonspray inhaliert hat, ist es sinnvoll, nach Rücksprache mit dem Arzt die Dosis des Kortisonsprays während einer Verschlechterung der Asthmasymptome zu erhöhen. Im Gegensatz zum Spray hilft ein Kortisonpräparat, das als Tablette geschluckt oder als Spritze verabreicht wird auch während eines Anfalls.

Ist das Kortison schädlich für meinen Körper?
Die Nebenwirkungen von Kortison sind oft sehr gefürchtet und führen dazu, dass man aus Angst vor unangenehmen Erscheinungen sein Kortisonspray nicht regelmäßig inhaliert. Kortison-Inhalation wirkt allerdings nur auf die Atemwege, die Gesamtdosis ist zu gering, um die bekannten Nebenwirkungen wie Knochenerweichung oder Gewichtszunahme zu verursachen. Selbst eine kurzfristige Kortisongabe als Spritze oder Tablette ist ungefährlich und zeigt keine Nebenwirkungen, die langfristigen Schaden verursachen.

Wie viel Hübe von dem Notfallspray und Pulver darf ich pro Tag inhalieren?
Es ist von Medikament zu Medikament verschieden, wie viel Hübe man pro Tag inhalieren darf. Von einer bestimmten Dosis an, bei vielen Medikamenten sind dies etwa 12 Hübe pro Tag, nimmt die bronchialerweiternde Wirkung ab, die Nebenwirkungen, wie Herzklopfen oder Kopfschmerzen hingegen zu. Insofern macht es keinen Sinn, die Dosis des Sprays/Pulvers unendlich zu steigern. Ein erhöhter Bedarf des Notfallsprays zeigt eine Verschlechterung der Asthmasymptomatik an und sollte Anlass sein, so bald wie möglich einen Arzt aufzusuchen.

Brauche ich einen Facharzt für Lungenheilkunde?
Grundsätzlich kann auch der Hausarzt einen Asthmatiker behandeln. Sollte das Asthma allerdings trotz der Behandlung Probleme verursachen, ist es ratsam einen Facharzt aufzusuchen, zumal diesem auch zahlreiche Geräte zur besseren Diagnostik zu Verfügung stehen.

Muss ich öfter als andere Menschen Antibiotika einnehmen?
Manche Menschen leiden neben ihrem »normalen« Asthma auch an Infektasthma. Hierbei kommt es während oder kurz

nach einem Schnupfen zu einer Verschlechterung des Asthmas aufgrund eines Übergreifens des Infektes auf die Bronchien. Um dieser Form des Asthmas vorzubeugen kann es ratsam sein, ein Antibiotikum zu nehmen, sobald sich ein Schnupfen anbahnt. Nicht, um den Schnupfen zu bekämpfen, sondern um die Bronchien vorbeugend zu schützen. Antibiotikagegner werden dies übertrieben finden. Da es allerdings nach dem Infekt meist zu einer Bronchitis kommt, muss der Patient ohnehin mit Antibiotika behandelt werden, darüber hinaus sind weitere Medikamente nötig, um die Asthmasymptomatik zu verbessern. Insofern kann ein rechtzeitiges Einnehmen von Antibiotika helfen, die Gesamtdosis der Medikamente zu reduzieren. Wer die Befürchtung hat, seine Darmflora mit dem Antibiotikum zu zerstören, kann neben oder nach der Therapie ein Präparat einnehmen, um den Darm wieder mit nützlichen Bakterien zu besiedeln. Oder man isst während der Behandlung, allerdings nicht zeitgleich mit dem Antibiotikum, Joghurt mit Bakterienkulturen.

Wie ist es mit Fehlzeiten am Arbeitsplatz, wenn ich nachts einen Asthmaanfall hatte?

Für diese Fragestellung gibt es keine einheitliche Regel. Hatte der Patient nachts einen schweren Asthmaanfall mit Notarzteinsatz, ist er am nächsten Tag vermutlich nicht fähig, seiner Arbeit konzentriert und erholt nachzugehen. Ein Asthmaanfall ist sehr anstrengend, die Akutmedikamente können den Körper ebenso kurzfristig belasten. Was etwas leichtere Anfälle betrifft, sollte jeder Patient versuchen, seinen Zustand einigermaßen objektiv zu beurteilen. Ständig am Montag und Freitag krank zu sein, könnte den Arbeitgeber misstrauisch stimmen, völlig gerädert von der Atemnot und den Medikamenten zur Arbeit zu erscheinen, dient allerdings auch niemandem. Tritt dies häufiger auf, sollte man mit dem Arbeitgeber das Gespräch suchen und z. B. vereinbaren, nach einer schlechten Nacht später zur Arbeit zu erscheinen.

Muss ich auf Sport verzichten?

Nein. Sport wirkt sich im Gegenteil sehr positiv auf die Asthmasymptomatik aus, wenn sich der Patient die richtige Disziplin aussucht. Sportarten, die kurze und schnelle Kraft beanspruchen, sind im allgemeinen eher ungeeignet und können Asthmaanfälle provozieren. Gut sind hingegen Ausdauersportarten wie Fahrrad fahren oder Schwimmen. Sinnvoll ist es, etwa 10 Minuten vor Sportbeginn mit dem Notfallspray zu inhalieren, um so einer Atemnot vorzubeugen und langsam mit dem Sport zu beginnen.

Gibt es eine Heilung für Asthma?

Eine ursächliche Heilung für Asthma ist derzeit noch nicht bekannt. Allerdings kann man das Asthma inzwischen so gut behandeln, dass man bei konsequenter Therapie fast beschwerdefrei sein kann.

Habe ich mit meiner Erkrankung eine verringerte Lebenserwartung?

Es passiert immer wieder, dass ein Asthmatiker seine Erkrankung unterschätzt hat, zu spät einen Arzt gerufen hat und während seines Asthmaanfalles stirbt. Aus diesem Grund ist es sehr wichtig, sich mit der Erkrankung zu beschäftigen, Warnsymptome rechtzeitig zu erkennen und ernst zu nehmen. Hält man sich an diese Regel, kann der Patient kaum in einen so schweren Asthmaanfall hineinrutschen. Darüber hinaus gibt es keine Faktoren im Krankheitsbild Asthma, die sich lebensverkürzend auswirken könnten.

20 Glossar

Übersetzungshilfe: »Medizinisch-Deutsch« »Was bedeutet eigentlich.....«

Allergie
Überempfindlichkeit des Körpers auf eine Substanz mit charakteristischen Reaktionen

Alveole
Lungenbläschen

Anatomie
Lehre vom Bau der Körperteile

Antigen
Von außen zugeführter oder eingedrungener Fremdstoff. Teil der allergischen Reaktion

Antikörper
vom Körper gebildete Zellen, die als Reaktion des Körpers mit einem Antigen auftreten.

Apnoe
Atmungsstillstand, hauptsächlich durch fehlenden Atemantrieb.

Asphyxie
Atmungsstillstand/Minderatmung bei Lähmung der Atemzentren mit starker Einschränkung des Gasaustausches.

Aspiration
Anatmen von Fremdstoffen

Asthma
anfallweise auftretende Atemnot

Äthiologie
(griechisch → Ursache) = Lehre der Krankheitsursachen

Atopie
(gr. Atopia: das Ungewöhnliche): zusammenfassende Bezeichnung für den klinischen Symptomkomplex

Auskultation
Abhören mit dem Stethoskop zur Erfassung von Atem- oder Herzgeräusche

Betamimetikum
Medikament, das einen Teil des Nervensystems aktiviert und so zur Weitstellung der Atemwege führt.

Bodyplethysmographie
(griech.: plethysmos:Vermehrung) fortlaufende Aufzeichnung von Volumenschwankungen zur Ermittlung der Lungenfunktion.

Broncho...
sich auf das Bronchialsystem beziehend

CO_2
Chemische Kurzform für Kohlendioxid

Compliance
beschreibt zum einen die Fähigkeit und den Willen eines Patienten, eine Therapie konsequent zu verfolgen, zum anderen ist die Compliance ein Maß für die Dehnbarkeit der Lunge.

Controller
Bezeichnung für ein kortisonhaltiges Asthmaspray, das regelmäßig inhaliert wird und auf diese Weise vorbeugend vor Asthmaanfällen schützt

Diathese
Neigung zu etwas, z. B. allergische Diathese: der Patient neigt zu Allergien.

Diffusion
Physiologische Beschreibung eines Stofftransportes über eine halbdurchlässige Barriere, z. B. der Gastransport in der Lunge

DNCG
Dinatriumcromoglycinsäure. Ein antiallergischer Stoff, der Asthmasprays beigefügt ist und vorbeugend inhaliert wird.

Dyspnoe
erschwerte Atmung mit subjektivem Gefühl der Atemnot.

Embryo
Ungeborenes Kind zwischen der Befruchtung und Embryologie: Lehre der Entwicklung der Organe

Eosinophile Granulozyten
Untergruppe der weißen Blutkörperchen, die z. B. bei Wurmbefall, aber auch beim Asthmatiker erhöht sind.

Exacerbation
(lat. Exacerbare: aufbringen, aufstacheln), Verschlimmerung, Steigerung, z. B. exacerbiertes Asthma

Expektorantien
Schleimlöser

Fetus
ungeborenes Kind nach dem zweiten Schwangerschaftsmonat bis zur Geburt.

Gastrointestinum
Gaster (griechisch): Magen, Intestinum (lat.): Darm/Eingeweide Magen-Darm-Trakt

Granulozyten, basophile
Unterart der weißen Blutkörperchen, die sich durch einen Farbstoff spezifisch anfärben lassen und im Körper für die allergische Sofortreaktion zuständig sind.

Histologie
Lehre des mikroskopischen Körperaufbaus

Homöopathie
Lehre, Krankheiten mit Stoffen zu behandeln, die in größerer Dosis ein ähnliches Krankheitsbild auslösen würden.

Hyperpnoe
vertiefte Atmung mit oder ohne Zunahme der Atmungsfrequenz.

Hyperventilation
Steigerung der alveolären Ventilation mit einem Abfall des PCO2.

Hypoventilation
Verminderte alveoläre Ventilation = unzureichende Atmung mit Abfall des PCO_2

Hypokaliämie
Erniedrigter Kaliumspiegel im Blut. Kann nach Überdosierung von Asthmasprays auftreten.

Immunologie
Lehre der Abwehrmechanismen des Körpers auf fremde (auch eigene) Substanzen

Injektion
(lat. Inicere: einflößen) = Einspritzung einer Substanz zu medizinischen Zwecken in ein Gefäß/Muskel oder unter die Haut.

Inzidenz
Statistisches Maß zur Charakterisierung einer bestimmten Erkrankung anhand der Zahl neu aufgetretener Krankheitsfälle in einem bestimmten Zeitraum

Katecholamine
Zirkulierende, hochgradig wirksame Stoffe des Körpers, die auch als Medikament zugeführt werden können, z. B. Adrenalin

kaudal
Richtungsbezeichnung der Anatomie mit der Bedeutung »unten«

Lokal
Lokus (lat.), der Ort; örtlich, z. B. lokale Betäubung.

major
groß

Makroskopie
Lehre der mit dem bloßen Auge erkennbaren Anatomie.

Mastzellen
Zellen, die bei Kontakt mit Antigen-Antikörper-Komplexen verschiedene Stoffe freisetzen, die zur Fortführung der allergischen Reaktion führen.

Mediator
Bezeichnung für Stoffe des Körpers, die auf Signale hin freigesetzt werden und ihrerseits an anderer Stelle wieder für die Auslösung von Reaktionen verantwortlich sind.

Mehrventilation
Atmungssteigerung über den Ruhewert hinaus mit unveränderten alveolären Partialdrücken.

Minor
klein

Normoventilation
normale Atmung, bei der ein CO_2-Partialdruck von etwa 40 mm Hg aufrechterhalten wird.

O_2
Chemische Kurzform für Sauerstoff

Obstruktion
(lat. Obstruere verstopfen) = pathologische Verkrampfung der Atemwege

Orthopnoe
starke Dyspnoe = Atemnot, die den Patienten zum Aufsetzen zwingt.

Pädiatrie
Lehre der Kinderheilkunde

Pathologie
Lehre von krankhaften Veränderungen im Körper

Perfusion
Durchblutung

Persistenz
Fortbestehen eines Zustandes

Pharmakologie
Lehre der Wechselwirkungen zwischen Medikamenten und Körper

Pneumonie
Lungenentzündung

Prävalenz
Statistische Erhebung in der Medizin bei dem u.a. Bestand und Häufigkeit einer Krankheit untersucht wird.

Prick-Test
Allergietest, bei dem das Allergen auf die Haut aufgebracht wird.

Psychosomatik
Lehre des Phänomens, dass ein psychisches Leiden eine körperliche Krankheit verursachen kann.

Reliever
Bezeichnung für ein Asthmaspray, das bei Atemnot schnelle Wirkung zeigt,

Reflux
Pathologisches Geschehnis, bei dem Magensaft in die Speiseröhre fließt.

relaxierend
entspannend (engl. to relax: entspannen).

Rezidiv
(lat. recidere → zurückfallen) = immer erneut auftretend, z. B. rezidivierende Infekte

Second messenger
Mechanismus im Organismus zur Weiterleitung von Signalen.

Serotonin
Überträgerstoff im Gehirn.

Serum
Zellfreier Blutbestandteil.

Spasmus
Krampf (z. B. Bronichalspasmus)

Spirometrie
griech. Spir.: atmen, Metron: das Maß) Diagnostisches Mittel zur Erkennung einer Verengung der Atemwege.

Subkutan
(lat. cutis → Haut, »Sub« unter) = unter die Haut (z. B. subkutane Injektion)

Sympathikus (und Parasympathikus)
Gegenspieler im autonomen Nervensystem. Der Sympatikus erweitert und entspannt die Bronchien, so dass ein besseres Luftholen möglich wird.

Symptom
Krankheitszeichen

Toxikologie
Lehre der schädlichen Wirkungen (von Medikamenten oder Giften) auf den Organismus.

Transmitter
Überträgersubstanz.

Trigger
Auslösender Faktor.

ventral
bauchwärts gelegen

Vesikel / vesikulär
Blase /bläschenförmig

21 Nützliche Adressen für Betroffene

Kurkliniken und Sanatorien

Schulmedizinisch orientierte Institute
»Umweltklinik«/Spezialklinik Neukirchen;
Krankenhausstrasse 9;
93453 Neukirchen;
Telefon (0 99 47) 2 80
Telefax (0 99 47) 2 81 09
http://www.spezialklinik-neukirchen.de

Hochgebirgsklinik Davos-Wolfgang;
CH-7265 Davos-Wolfgang;
Fach- und Rehaklinik für Atemwegsleiden;
Telefon (0 04 18) 1 14 17 35 63
http://www.hochgebirgsklinik.ch

Fachklinik Wangen;
Am Vogelherd 4,
88239 Wangen/Allgäu;
Telefon (0 75 22) 79 70

Naturheilkundlich orientierte Einrichtungen
Habichtswaldklinik Ayuverda;
Klinik für Innere Medizin und Psychosomatik,
Wigandstrasse 1;
34131 Kassel;
Telefon (0 8 00) 8 90 11 00
(kostenfreies Servicetelefon)

Naturklinik Michelried GmbH;
Haus der Gesundheit;
Löwenstrasse 15;
97828 Marktheidenfeld
http://www.naturklinik.com

Klinik am Steigerwald;
Klinik für Traditionelle Chinesische Medizin;
97447 Gerolzhofen;
Telefon (0 93 82) 94 90

Arbeitsgemeinschaften und Selbsthilfegruppen im In- und Ausland
Asthma-Selbsthilfe-Gruppe Hamburg-Nord;
Frau Lembke;
Tangstätter Landstrasse 157,
22417 Hamburg;
Telefon (0 40) 5 20 27 90

Informations- und Beratungsbüro der Hochgebirgsklinik Davos-Wolfgang;
Stephan Klingels;
Wahlheimerstrasse 18;
67577 Alsheim,
Telefon (0 62 49) 94 53 04;
Telefax (0 62 49) 94 53 05

Deutscher Allergie- und Asthmabund e.V.;
Hindenburgstrasse 110;
41061 Mönchengladbach
Telefon (0 21 61) 18 30 24;
Telefax (0 21 61) 20 85 02

Deutsche Atemwegsliga e.V.;
Burgstrasse 12;
33175 Bad Lippspringe
Telefon (0 52 52) 95 45 05;
Telefax (0 52 52) 2 87 61

Deutsche Selbsthilfegruppe
für Sauerstoff-Langzeit-Therapie (LOT);
Herr Hans Dirmeier,
Brunhuberstr. 23;
83512 Wasserburg;
Telefon (0 40) 2 20 57 57;
Telefax (0 40) 9 55 08

Patientenliga Atemwegserkrankungen;
Wormser Straße 81;
55276 Oppenheim
Telefon (0 61 33) 20 23;
Telefax (0 61 33) 20 24

Selbsthilfegruppe Asthma bronchiale
Erlangen e.V.;
c/o Gertraud Guha;
Mühlweg 18,
D-91054 Buckenhof;
Telefon (0 91 31) 5 24 15

DAS BAND,
Selbsthilfe Lunge, Asthma und Allergie;
Gryphenhübeliweg 40;
CH-3000 Bern 6
Telefon (00 41) 31/35/2 11 38;
Telefax (00 41) 31/35/1 61 85

Schweizerische Vereinigung
gegen Tuberkulose und
Lungenkrankheiten
Falkenplatz 9;
CH-3001 Bern;
Telefon (00 41) 31/3 02 08 22

Andere Hilfseinrichtungen
Atemcenter in Frankfurt am Main:
Hier können verschiedene Geräte (z. B.
Inhaliergeräte),
die bei einer Atemwegserkrankung
eingesetzt werden,
vor Ort ausprobiert werden.
Telefon (0 69) 63 15 22 01

Zusätzlich ist ein bundesweiter 24-
Stunden-Direkt-Service
mit integriertem Notdienst unter
01803/848263 erreichbar.

Deutsche Studentenwerk ;
Beratungsstelle für behinderte
Studienbewerber und Studenten,
Weberstr. 55;
53113 Bonn
Telefon (02 28) 2 69 06-62/57;
Telefax (02 28) 26 40 62

Pollenflugdienste
http://www.astamedica-
awd.de/asthma/anmeld.htm
sendet kostenlos aktuelle
Pollennachrichten per eMail
http://www.dwd.de/forecasts/texte/
pollhe.html

Die Pollenbelastung der eigenen
Wohnregion kann abgefragt werden
01 90/11 54 80
bundesweite Pollenflugvorhersage

22 Literatur

D. Reinhardt, Asthma bronchiale im Kindesalter, Springer Verlag 1999[1]

F. Krusche, Atemtherapie beim kindlichem Asthma bronchiale, Dissertationsschrift 1998[2]

S.D. Auerochs, Prospektive Verlaufbeobachtung einer …, Dissertationsschrift 1998[3]

Schmidt/Thews, Physiologie des Menschen, Heidelberg 1997[4]

Klinke/Silbernagl, Lehrbuch der Physiologie, Thieme Verlag.[5]

H. Hildebrandt, Pschyrembel, Klinisches Wörterbuch, 258. Auflage, de Gruyter[6]

H. Magnussen, Pneumologie 53. Jahrgang 1999, Thieme[7]

K. Horn, Gesundheitsverhalten und Krankheitsgewinn, 1984, Westdeutscher Verlag[8]

Naturheilkunde heute, 2000, Fischer Verlag[9]

P. Steigerwald, Naturheilmittel-Pocket, 1999, Bruckmeyer-Verlag[10]

W. Tackmann, Repetitorium der Entwicklungsgeschichte, Tackmann-Verlag 1991[11]

P. Schulze, Anatomisches Wörterbuch, Thieme Verlag 1991[12]

C. Focks, Leitfaden Traditionelle Chinesische Medizin, Fischer Verlag 1995[13]

G. Kühl, Klinikleitfaden Kinderkrankenpflege, Fischer Verlag 1997[14]

V. Wichmann, Kinderkrankenpflege, Thieme Verlag 1991[15]

R. Dahlke, Krankheit als Weg, Mosaik Verlag 1998.[16]

E. Mutschler, Arzneimittelwirkungen, Wissenschaftliche Verlagsgesellschaft Stuttgart, 1997[17]

Rote Liste 1999, Edito Cantor Verlag, Aulendorf.[18]

Löffler, Petrides, Biochemie und Pathobiochemie, Springer Verlag 1997[19]

C. H. Hempen, dtv-Atlas zur Akupunktur, Deutscher Taschenbuch-Verlag 1995[20]

TIM-Thiemes Innere Medizin 1999, Thieme-Verlag[21]

Hoffmann, Hochapfel, Einführung in die Neurosenlehre und Psychosomatische Medizin, Schattauer, 1992.[22]

R. Bettschschart…, Bittere Naturmedizin, Kiepenheuer und Witsch, 1995[23]

H. Gäbler, … Anwendung der Biochemie, Therapie nach Dr. Schüssler, Homöopathie-Union, 1991[24]

J. Lecheler, Asthma und Sport, INA Verlag [25]

M. Wichtl, Teedrogen, Wissentschaftliche Verlagsgesellschaft, 2. Aufl. 1989

23 Register

Akupunktur 57, 59, 97
Anatomie 5, 11, 12, 13, 14, 15, 16, 18, 39, 89, 90, 91
Asthma bronchiale 4, 5, 8, 11, 23, 26, 27, 28, 39, 40, 43, 48, 49, 50, 51, 52, 56, 57, 58, 59, 64, 65, 75, 76, 94, 96
  extrinsische 23, 24
  intrinsische 25
Asthmaanfall 8, 14, 26, 28, 30, 34, 49, 52, 55, 61, 67, 68, 75, 77, 78, 83, 84
Asthmatrias 23
Atemnot 8, 16, 23, 27, 28, 29, 36, 39, 40, 41, 42, 44, 49, 54, 56, 61, 62, 65, 67, 69, 75, 77, 82, 83, 87, 89, 90, 91
Atemtherapie 61, 62, 97
Atmung 11, 12, 15, 16, 18, 20, 21, 29, 39, 44, 50, 62, 75, 84, 90, 91

Bachblüten 59
Beruf 63, 66, 71
Blutdruck 16, 17, 48, 84
Blutzucker 47
Bronchien 12, 13, 15, 27, 28, 29, 40, 41, 45, 46, 52, 53, 59, 75, 87, 92

Erstversorgung 55, 56
Erythrozyt 17

Fenchel 58
Fettsäuren 26, 27

Heilpflanzen 58
Herz 13, 16, 17, 18, 19, 72, 84
Holunderblüten 58
Hustenblocker 49
Hyposensibilisierung 42

inhalieren 6, 40, 45, 47, 48, 53, 54, 56, 71, 86, 87
Isländisch Moos 58

Kortison 39, 47, 49, 53, 56, 74, 77, 82, 86
Krankengymnastik 60, 61
Kreuzallergie 24, 25
Kur 60
Kuraufenthalt 60
Kutschersitz 61

Lippenbremse 61, 62
Lunge 5, 8, 11, 12, 13, 14, 16, 17, 20, 26, 27, 28, 30, 34, 36, 39, 42, 44, 45, 48, 49, 50, 51, 52, 53, 54, 57, 59, 62, 64, 65, 72, 75, 83, 89, 94
Lungenfunktion 31, 35, 37, 89

Malvenblüten 58, 59
Medizingeschichte 39

Notarzt 6, 30, 69, 70, 81
Notfall 19, 55, 56, 86

Peak-Flow 29, 30, 31, 33, 34, 68, 81
Prognose 24, 66

Reflux 91
Reizhusten 49

Schleimlöser 50, 58, 59, 90
Sport 42, 47, 67, 71, 72
Studium 66, 71
Stufentherapie 42
Tachykardie 84
Theophyllin 4, 40, 41, 43, 44, 45, 46
Therapie 29, 30, 33, 39, 40, 41, 42, 43, 45, 49, 52, 56, 57, 59, 60, 61, 66, 68, 74, 75, 76, 82, 83, 89, 94, 97
Thymiankraut 58, 59

Wollblumen 58, 59

NDR (Hrsg.)
Heide Schaar-Jacobi · Friederike Gödke-Borchers

Schlaganfall

Ein Ratgeber für Betroffene und Angehörige

Schlaganfall ist der erste Begleitband zu der erfolgreichen Sendereihe *Visite*, die jeden Dienstag um 20.15 Uhr im NDR Fernsehen läuft.
Der Schlaganfall ist die dritthäufigste Todesursache in Deutschland. Pro Jahr erleiden etwa 200.000 Menschen einen Schlaganfall. Innerhalb der ersten vier Wochen nach dem Schlaganfall stirbt jeder Fünfte an den Folgen. Verständlich und praxisnah beleuchten Heide Schaar-Jacobi und Friederike Gödke-Borchers alle Aspekte des Schlaganfalls. Der übersichtlich gestaltete Ratgeber enthält nicht nur fundierte medizinische Informationen, sondern bietet auch konkrete Tipps für den Alltag – von Fragen rund um die Pflegeversicherung bis hin zum richtigen Tagesrhythmus – sowie umfangreiche Adressen.

2003. 96 Seiten, 73 Abbildungen,
15,5 x 21,0 cm, kartoniert
ISBN 3-87706-718-2
€ 12,90

Sven-David Müller · Katrin Raschke

Das Kalorien-Nährwert-Lexikon

Ballaststoffe, Eiweiß, Vitamine, Mineralstoffe ... – wie viel davon brauchen wir für unsere tägliche Ernährung? Das *Kalorien-Nährwert-Lexikon* enthält neben den Zahlenwerten, wie sie auch herkömmliche Tabellen liefern, eine sehr übersichtliche, farbige Bewertung der einzelnen Nährwerte. Rot gekennzeichnete Nahrungsmittel sollte man lieber meiden, bei grün markierten Speisen ist alles im »grünen Bereich«! Alle Gerichte sind mit einen so genannten Slimfaktor bewertet. Lebensmittel, die im Feld »slim« grün markiert sind, sättigen gut, ohne dass man dabei viele Kalorien zu sich führt und zunimmt. Mit einer Extra-Tabelle, die den Fett-, Cholesterin- und Kohlenhydratanteil bekannter Marken auflistet.

2003. 208 Seiten, 15 Abbildungen,
15,5 x 21,0 cm, kartoniert
ISBN 3-87706-725-5
€ 12,90

Dr. med. Dieter Markert

Die neue Markert-Diät

Über Jahre hat sich das Prinzip der »Markert-Diät« – das Absenken des Insulinspiegels bei einer Verbesserung der Schilddrüsenfunktion – als sehr erfolgreich erwiesen: Der Grundumsatz steigt, die Fettverbrennung wird angekurbelt. Ursprünglich als Flüssigkeits-Fastenkur konzipiert, hat Dr. Markert die »neue Markert-Diät« den neuesten Erkenntnissen der Forschung angepasst. In dieser Diät plädiert der Autor für Ernährungsumstellung und einen bewussten Umgang mit dem Körper. Dabei sind Nahrungsergänzungsmittel wie etwa Eiweißpulver nach wie vor ein wichtiger Teil seines Konzepts. Ziel dieser Diät: gesund und ohne Jojo-Effekt auf Dauer schlank zu bleiben.

2003. 96 Seiten, 49 Abbildungen, 9 Tabellen,
15,5 x 21,0 cm, kartoniert
ISBN 3-87706-888-X
€ 10,90

Vera Brosig

Die Originale Schrothkur

Das altbewährte Naturheilverfahren nach Johann Schroth
2., aktualisierte Auflage

Die Schrothkur-Spezialistin Dr. med. Vera Brosig informiert ausführlich über die Methoden dieses Naturheilverfahrens, seine Besonderheiten und Wirkungsweisen. Sie erläutert die Einsatzgebiete und den Kurverlauf. Die aktualisierte Auflage berücksichtigt neue therapeutische Erkenntnisse. Eine Schrothkur hilft bei Übergewicht, Bluthochdruck, Fettstoffwechselstörungen, Diabetes Mellitus, Hauterkrankungen, Rheuma, Wirbelsäulenerkrankungen, chronisch entzündlichen Erkrankungen, Magen-Darm-Erkrankungen, Fettleber, Migräne und Beschwerden in den Wechseljahren.

2002. 104 Seiten, 69 Abbildungen,
15,5 x 21,0 cm, kartoniert
ISBN 3-87706-618-6
€ 12,90

Stand August 2003. Änderungen vorbehalten.

schlütersche